U0393969

30+美丽保持术：
我的瑜伽生活主义

陈美蓉　　主编

化学工业出版社
·北京·

本书共9个章节，内容涵盖优雅气质修炼，减肥塑身，排毒轻身，美容养颜，子宫、卵巢、乳房的保养，生理期不适的调理，远离主妇病的小措施，以及如何与孩子、丈夫一起练习瑜伽，如何不浪费时间、随时随地练瑜伽，如何修身养性等。从瑜伽，到养护，到调理，再到私家奉献小秘诀，全方位解决30岁过后女人遇到的各种恼人问题。

图书在版编目（CIP）数据

30+ 美丽保持术：我的瑜伽生活主义 / 陈美蓉主编 .

北京：化学工业出版社，2017.1

ISBN 978-7-122-28412-9

Ⅰ . ① 3… Ⅱ . ①陈… Ⅲ . ①瑜伽—基本知识 Ⅳ .
① R793.51

中国版本图书馆 CIP 数据核字（2016）第 258413 号

责任编辑：张蕾　　　　　　责任校对：宋伟

出版发行：化学工业出版社（北京市东城区青年湖南街 13 号　邮政编码 100011）
印　　装：北京瑞禾彩色印刷有限公司
710mm×1000mm 1/16　印张 13　　字数 200 千字　　2017 年 1 月北京第 1 版第 1 次印刷

购书咨询：010-64518888（传真：010-64519686）　售后服务：010-64518899
网　　址：http://www.cip.com.cn
凡购买本书，如有缺损质量问题，本社销售中心负责调换。

定　　价：39.80 元　　　　　　　　　　　　　　　　版权所有　违者必究

我的自白书：以瑜伽的名义呵护我

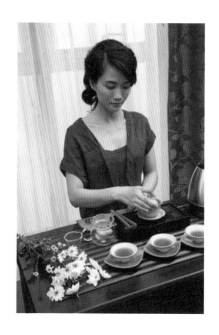

这么多年来，我很高兴在琐碎的家务、繁忙的工作中，有瑜伽陪伴我一起感受生命的旅行，瑜伽让我与幸福同在。它陪伴着我度过生命中的每一分钟，一呼一吸间，悠然自得，身体越来越柔软，心情越来越放松，思维越来越清晰，生活中的一切越来越简单明了，自信与美丽成为我永恒的财富。美丽的女人们，学会好好爱自己，让我们的生命每一天都是绽放的玫瑰花，一起享受瑜伽的神秘力量吧！

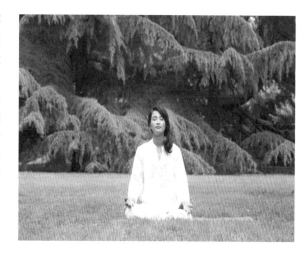

我的一日
健康生活

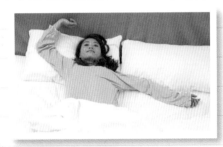

清晨醒来, 睁开眼睛, 做个深呼吸。

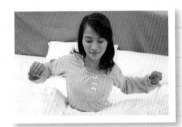

给自己一个微笑, 对自己说又是
个新的开始。

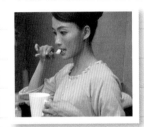

起床了, 先去做身体清洁,
沐浴更衣, 洗脸、刷牙。

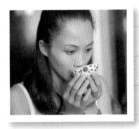

一口气喝500毫升温开
水, 清洗整个消化道。

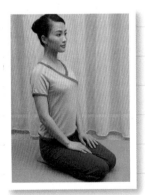

在家中靠窗能看见日出的
方向, 铺上瑜伽垫, 跪坐
调息15分钟。

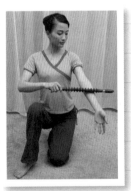

接着, 进行瑜伽拜日式
或轮棒操, 大约20分
钟。

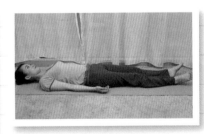

然后做10分钟平躺瑜伽休息术。

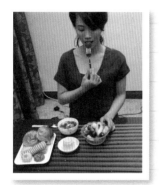

吃早饭。

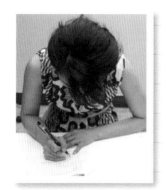

去工作。

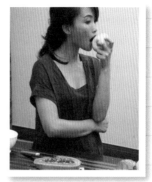

午饭前半小时，吃一些水果。

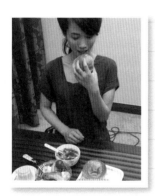

吃午饭。

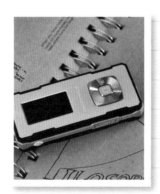

午饭后，听音乐，或者闭上眼睛休息20分钟。

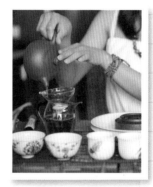

休息过后，为自己泡壶茶，提神醒脑，这样能够有更好的精力应对下午的工作。

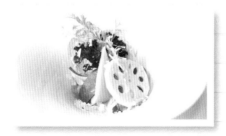

下班后回家为家人准备好清淡素菜晚餐，尽量少吃。

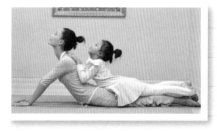

餐后1小时跟女儿一起做亲子瑜伽。

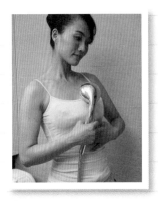

沐浴。

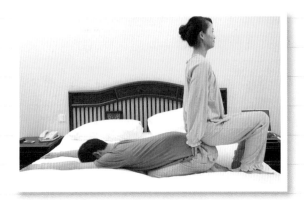

与丈夫一起做15~30分钟的床上瑜伽。

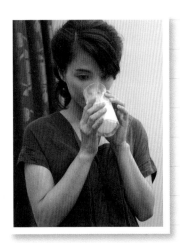

睡眠不佳或失眠时，在睡前喝杯牛奶。

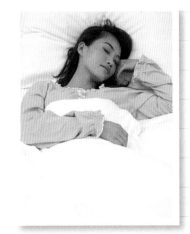

10点钟上床睡觉。

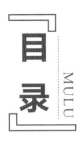

目录
MULU

Part6
生理期不适，跟我这样做

Part7
远离主妇病的烦扰

Part8
与家人一起练瑜伽

Part9
随时随地练瑜伽

优雅气质
瑜伽，让你仪态万千

如果外貌无法让我们风华绝代，优雅的姿态则应作为女人修炼的重中之重。说实话，从外貌来说，我并不是一个漂亮的女人，我的异性朋友给我的评价是：初见不显眼，日久显韵味。我身边的朋友整形者并不少见，哪个部位稍微有点不满意，就即刻出发跑去整形。她们也常怂恿我一起去，我从未想过通过整形来改变自己的形象，可能我始终认为"身体发肤受之于父母"，最原始的我才是最真实的我，而且评价一个女人是否漂亮，不单靠外貌，气质、品行、知识面也非常重要。

女人如果像花瓶一样，只会让人感觉你的美丽过于表面。乍看之下让人惊艳，细细品味后形同嚼蜡，持续性不够。女人如果像一本书，一页一页翻阅，越读越引人入胜，让人爱不释手，这样的韵味是可持续性的，而且会像芝麻开花一样节节高。

一、优雅气质Yoga这样做

　　瑜伽动作不仅可以塑造外在优美形态，还能提升个人内在气质，尤其是女性还有一种天生的优雅感，可以让女人静时优雅，动时性感。今天把自己经常练习的瑜伽招式推荐给姐妹们，长期坚持练习，就能获得人人称羡的身体曲线，让你在不经意间就能散发出优雅感，同时还能让你保持年轻体态。

简易拜日式

　　简易拜日式也叫祈阳式，向太阳致敬式，在练习的过程中想象你的前方天际之处，一轮红日冉冉升起，迎着太阳的光辉，一股温暖扑面而来，身体的每一个细胞、每一个关节被那"一米阳光"打开，身体也变得暖暖的，像花儿一样开始慢慢绽放。

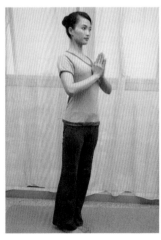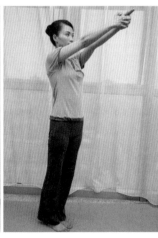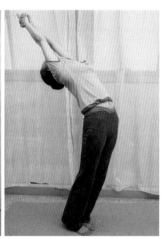

1 祈祷式： 站于瑜伽垫一侧，双脚自然并拢，身体直立，肩部放松，两臂自然下垂；将双手在胸前合十，保持全身放松，眼睛向前平视；做几次长长的呼吸，让呼吸均匀平稳。

2 向前展臂式： 吸气，在第一步的基础上，双手相扣，食指相贴伸直，做手枪式，向前上伸展，保持住这个姿势，做一次深呼吸。

3 向后展臂式： 在第二步的基础上，将双臂平稳向上抬起，微微向上抬起下颌；呼气，将胯部前顶，上身和头部要向后稍仰；保持住这个姿势，做一次深呼吸，再次吸气时，带动身体回正。

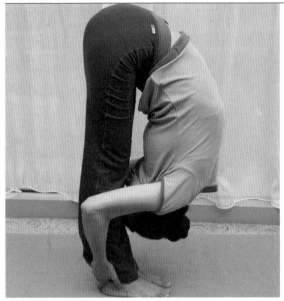

4 站立前屈式：慢慢呼气，身体前屈，注意要从髋关节而不要从腰部向前屈体；双手握住脚后跟，用额头尽量向小腿靠拢，并触碰到小腿胫骨处。保持住这个姿势不动，吸气时要略微抬起并伸展上身，呼气时要更好地向内屈伸。

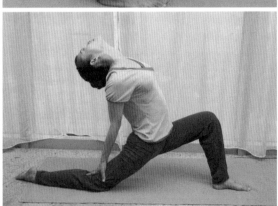

5 骑马式：吸气，将头部抬起，双掌注意撑住地面，将双膝慢慢弯曲；呼气，重心略微下调整，右脚后跨一大步，使右膝和脚背贴地，吸气，抬头，带动上身直立起来，尽可能地将胯部向下压。呼气，右手扶住右腿，以保持好身体的平衡，上身尽可能向后仰。2次呼吸后，吸气，抬头带动身体回正。

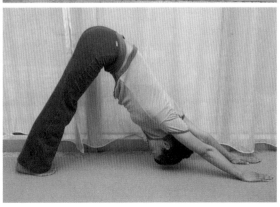

6 顶峰式：呼气，放松背部，双手置于脚的两侧。吸气，双手撑住身体，将左脚向后与右脚并拢，伸直双膝，踮起脚尖，臀部上顶，肩背下压，尾骨转向天空的方向；呼气，放下脚后跟，双脚踩地。双肩下沉，尽量用额头去触碰地面。保持平稳的呼吸，放松颈部。

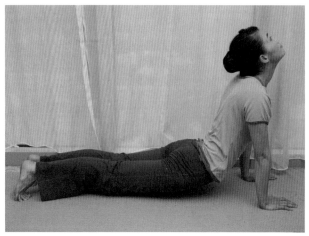

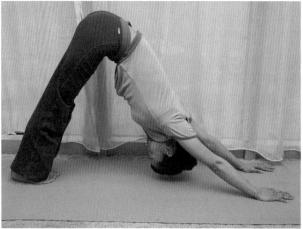

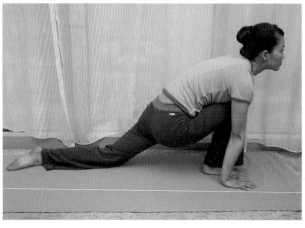

7 眼镜蛇式：慢慢吸气，手臂伸直，头部带动身体向前向上，脚背绷直，臀部夹紧，尽量靠后背的力量使上身一节一节地离开地面，大腿和耻骨尽量贴于地面；双臂夹紧，眼睛盯住天花板，颈部向上扬起，带动脊柱后卷，双肩下沉，保持均匀的呼吸。

8 重复顶峰式

9 重复骑马式。

练习小叮咛

（1）练习者不要急于求成，应根据自己身体情况，一个动作一个动作练习，待全部熟练后，再做完整的练习。

（2）每天要多重复做几次，特别是时间紧张不能做其他动作时，更应该加做几次简易拜日式动作的练习。

（3）在练习的过程中，要注意呼气、吸气的时机和节奏，不要屏住呼吸。

（4）完整做完简易拜日式动作需要10～15分钟。每天时间再紧，也要尽量抽出时间做一次，不能偷懒哦！

（5）在练习的过程中，如果有些动作真的无法做到，也不要勉强，只要伸展你的身体就可达到练习的效果。

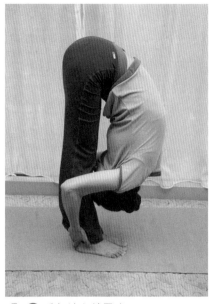

10 重复站立前屈式。

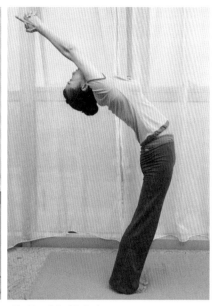

11 重复展臂式。

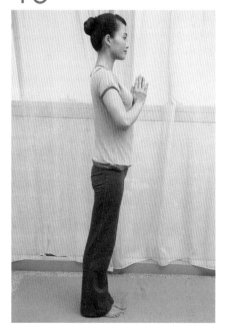

12 重复祈祷式。

练习效果

简易拜日式是一组身心练习，包括
体位练习、调息练习和冥想练习。
十二个体位可以使体内产生元气，
元气能够激活人们的精神中心，使
人保持饱满的精气神；能够很好
地促进全身的血液循环，柔软僵硬
的颈部，增强平衡感，让女人的身
体姿态更加轻盈平稳，更富有魅
力；同时还能够调节植物神经，提
高心智与自信心。

树　式

　　在练习的时候，将自己想象成一棵树，身体就会在潜意识中不由自主变得像树一样挺拔、像树一样优雅、淡定地直面风霜雪雨。

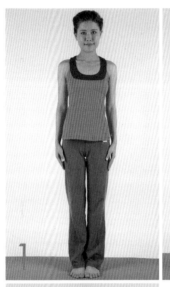
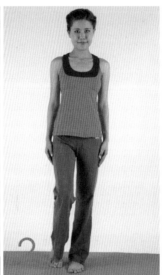
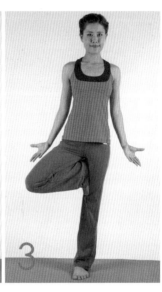

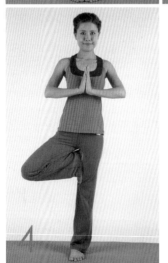

1 挺直站立，双脚并拢在一起或稍稍分开一点距离，双手自然垂放于身体两侧，眼睛平视前方。

2 将右脚跟提起，脚趾点地，重心都放在左脚上。

3 吸气，弯曲膝盖，抬起右脚，将右脚脚跟向上移至靠近会阴处，脚掌贴着左大腿内侧，脚趾向下。保持髋部朝向正前方，右膝朝着右外侧。

4 呼气，屈肘，双手于胸前合十，指尖向上，两小臂端平。

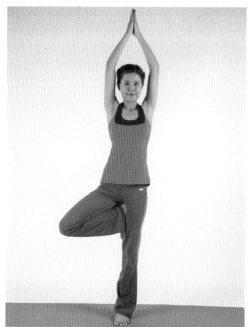

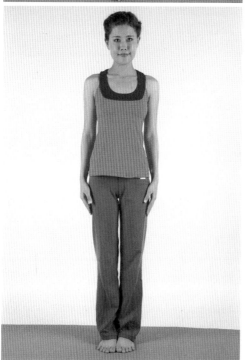

5 站稳后，进行一次深呼吸，双臂慢慢向上高举过头顶，保持肩膀下沉，手肘可以根据自己的情况伸直或稍弯曲。躯干从腰往上延伸，轻轻收腹。平稳均匀地呼吸，保持10~60秒。

6 合掌回到胸前，右脚放回地上，两臂放于体侧。换另一侧重复。

练习小叮咛

（1）有高血压等心脑血管疾病者，双手在胸前合掌代替举臂。

（2）眼睛注视前方固定的一点，有助于稳定姿势。

（3）初练者可以背部靠墙站立，有助于保持平衡。

练习效果

树式使人姿态优雅、挺拔，能培养良好的体态和气质，同时能很好地提高身体的平衡能力，促进心态的平和。

云雀式

将意念集中在腰背，一边做一边想象自己化身一只美丽的云雀，在蓝天展翅飞翔，心情自由而快乐，体态轻盈而美丽！

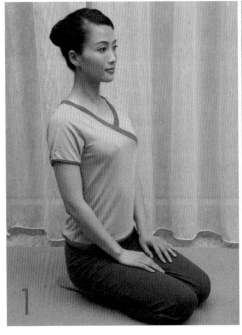

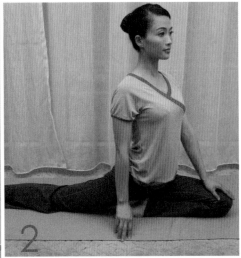

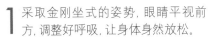

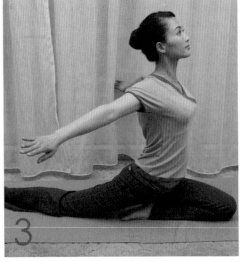

1 采取金刚坐式的姿势，眼睛平视前方，调整好呼吸，让身体身然放松。

2 两手向前扶住地面，保持屈左腿，脚面着地，左脚回收，脚跟贴于会阴下，右脚向后直伸出去，脚背贴地，腰背立直，双手放于身体两侧。

3 吸气，双手张开，向后伸展成水平线，感觉力量延伸到手指尖。

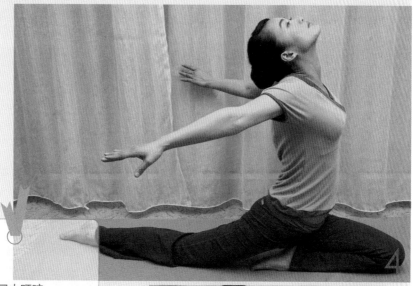

练习小叮咛

在保持腰部直立的状态下，增大身体后仰幅度。颈部与地面平行，能增加练习的效果。

练习效果

云雀式能够很好地促进全身的血液循环，缓解僵硬的颈部，增强平衡感，让女人的身体姿态更加轻盈平稳，更富有魅力；同时还能够调节植物神经，提高心智与自信心。

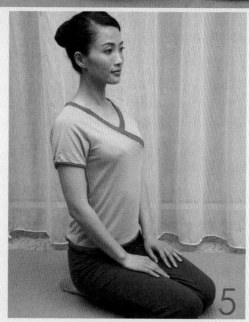

4 呼气，挺起胸部，上半身慢慢向后弯，头部后仰，颈部尽量拉长，尽量让双臂保持与肩相同的高度，定位停留10秒，深呼吸。

5 慢慢还原，放松，换相反方向做同样动作。

纠姿美态式

　　人的相貌可能是与生俱来的，但人的姿势体态与气质则是后天慢慢形成的，我介绍的这套瑜伽体式，可以将你的整个身体练得柔美，在吐纳之间，心灵也会得到抚慰，走出低落情绪。在练习过程中，可以不断暗示自己"我长得很美，人人都爱我"，效果会更好。

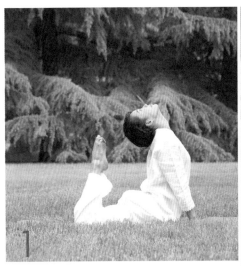

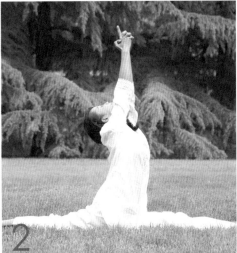

1 俯卧在瑜伽垫上，双手放置于胸前的地面上，同时抬起上身和小腿，头和脚尽可能地接近，如果能够接触到最好，眼睛看向上空。

2 双腿左右分开呈一字马，身体向左转，右腿翻转，脚背贴地面。十指相扣，伸出食指，呈枪状，抬起手臂，手臂向上伸直，食指向上指天，头向后仰，眼睛看向上空。

3 蹲下来，左腿向后方伸直，脚背贴地面，身体向后仰，左手扶住左腿，以保持身体平衡，右手伸展，右臂伸直向上抬起，随着身体与头一起向后伸直，抬头，眼睛看向上空。

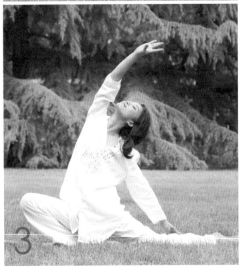

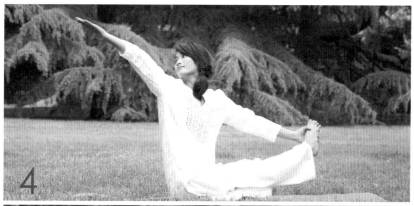

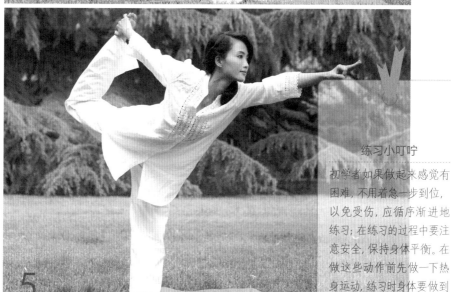

练习小叮咛

初学者如果做起来感觉有困难，不用着急一步到位，以免受伤，应循序渐进地练习；在练习的过程中要注意安全，保持身体平衡。在做这些动作前先做一下热身运动，练习时身体要做到最大限度地伸展，这样练习效果会更佳。

练习效果

这套瑜伽体式不仅可以雕塑外在形态，帮助调整生活中的不良姿势，发展平衡感和协调感，还能提升个人气质，让你轻松练出优雅气质。

4 左脚放于右臀下，右腿伸直，左手抓住右脚向上抬起，上身尽可能向右后方转，右臂向右后上方伸展，手掌向上，眼睛顺着右手掌伸展的方向眺望。

5 站立，曲右膝，从身体后侧向上抬起右腿，抬起右臂，右手向后用力紧紧握住右脚，同时向上方和后方两个方向拉伸右腿肌肉，使右臂向后伸到头部上方。此时右腿大腿保持水平，胫骨垂直于与地面。向身体前方伸展左手手臂，使其与肩齐平，同时手指指向前方。深呼吸，放松，使身体保持平衡，坚持这个姿势10~15秒。

二、日常仪态修身记事

　　哪个女人不想听人夸自己优雅、有气质呢？奥戴丽·赫本说："优雅是女人最昂贵的品牌，它是女人的心灵之窗和魅力之房。"但优雅和气质不是说有就能有的，既需要生活的磨砺，让自己拥有一份智慧和从容，又需要平时对自己的行为举止严加要求，从细节上修正自己的不雅小动作，培养自己的姿态意识，让优雅姿态成为你的潜意识，以后自然而然地就会形成自己的风格。如果你现在还不知道这些基本的仪态，就跟着我好好学习吧！如果你已经有了一定的概念，那就让我们再来一起练习一遍吧！

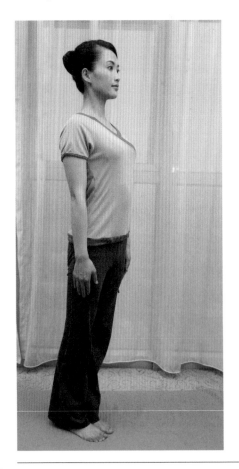

修长挺拔、优雅有范的站姿

　　学会优雅的站姿是成为优雅女人的第一步，当你的背想要驼下来、腰要弯屈、腿想抖动、脚要分开时，一定要在心里告诉自己：要站出素质，站出魅力。那么，怎样站才是优雅有范的呢？现在我来为大家做一下示范！

Tips：一定要这样站！

　　1. 平肩、直颈、下颌微向后收，两眼平视。

　　2. 双手自然下垂，手臂自然弯曲，双腿要直，膝盖放松，大腿稍收紧。

　　3. 伸直背肌，双肩尽量展开，微微向后、挺胸。

Part 2

减肥
塑身秘籍大公开

青春少女时期，女孩们很少会为自己的身材感到烦恼，因为运动量充足，身体代谢也比较旺盛，所摄取的热量往往会被身体消耗干净，甚至有时还会入不敷出，因而拥有曼妙的身材是少女很容易就能达到的目标。

可女人一生中有两个考验身材指数的阶段：一是孕育时期，二是30岁之后。如果我们能够顺利迈过这两个阶段，值得骄傲的身材就能够得到维持。这两个阶段我都已经经历过，现在所保持的优美身材就是得益于这两个时期我对自己的精心呵护和用心塑造。

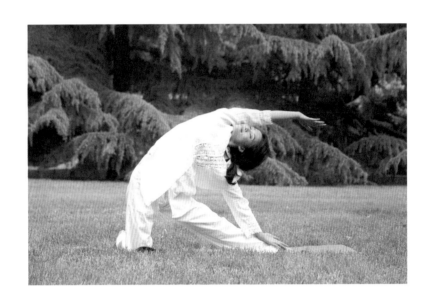

一、产后减肥塑身Yoga这样做

　　说到孕育，这是每个女人都会经历的过程，也是光荣而幸福的使命，但女人经过十·月怀胎，身材走样在所难免。我生完女儿坐月子时，婆婆给我大补特补，也鲜少下床活动，整天闷在屋子里，我的体重由未孕时的41千克一下子飙升到65千克。怀孕前我曾对丈夫说，等我做了妈妈，我一定要做一个辣妈。但想要做辣妈，首先是要拥有窈窕曼妙的身材，可看着镜子中的自己，像吃了饲料般圆滚滚的身材，肉嘟嘟的赘肉一走三晃荡，心情无比低落。

　　为了辣妈梦想，我决定重拾因怀孕而搁置的瑜伽。这么多年，我之所以能够保持完美的身材，都是瑜伽的功劳。生产完后，赘肉一般多集中在腰腹部和大腿处，把这两个重点部位的赘肉消灭了，身材就能恢复线条感了。我记得当时，我最常做的减肥瑜伽有两个体位法，超有效，练习不到两个月，我就瘦了10千克左右，现在推荐给大家。

侧躺抬腿式

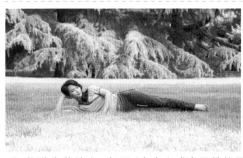 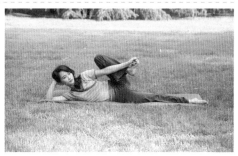

1 仰卧在草地上,也可以在床上或客厅的垫子上,翻转身体至右卧位,弯曲右肘,肘撑地,右手掌托起头部,左手掌放在胸前的草地上,伸直双腿,左脚放在右脚上

2 吸气,右腿保持不动,屈左膝,同时用左手拇指和食指抓住左脚踇趾。

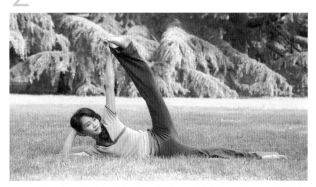

3 呼气,将左脚向上拉直,注意不要屈膝,尽可能向头部拉近,保持此姿势10~30秒。

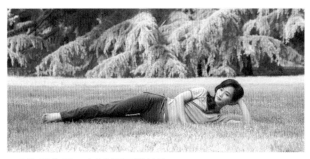

4 然后换另一侧进行同样的练习。

练习小叮咛

在做这个动作时,注意配合呼吸,同时将自己的意识集中到腿部,暗示自己:"腿部的赘肉在逐渐消失,我又可以拥有一双美腿了"。

练习效果

经常做这个练习,可以促进腰腹部和腿部的血液循环,强化内脏,尤其是肝脏的功能,对骨盆和子宫也有很好的修复作用。同时还能减少腰腹部的脂肪,消除腿部,尤其是大腿上的赘肉。

床上双腿扭转法

刚生产完不久，无法做剧烈的运动，这时候可以先从简单的瑜伽体式开始，如果还在月子中，没办法外出，可以拉着丈夫一起做一做简单的夫妻瑜伽体式，如双腿扭转法。

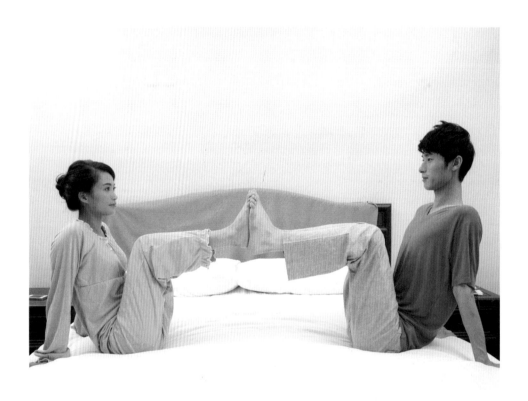

1 两人坐在床上，分别双手支撑上身成70°弯曲，抬起双腿，两腿膝盖贴紧后抬起床面并略微弯曲。两人脚掌贴合。

2 用力顶住两腿, 并向左、右扭转, 放倒至床面, 缓慢进行动作形成连续的晃动。

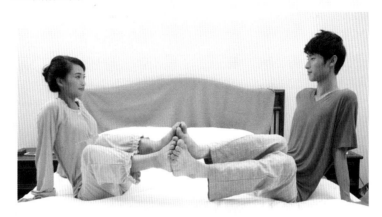

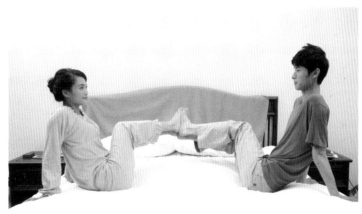

练习小叮咛

在做这个体式时应注意: 下屈时下巴与颈部要保持约一个小球的距离, 以防拉伤颈椎。

练习效果

经常做这个练习不仅能锻炼躯干, 还能通过左右扭转的方式按摩内脏, 促进子宫的修复, 并能促进腹部的脂肪燃烧。

户外双门闩式

如果出了月子，可以在野外郊游或公园散步时，让丈夫帮忙练习。和丈夫一起练瑜伽，不仅能帮助减肥塑身，而且还能增进夫妻感情，减少产后抑郁症的发生。在这里推荐一款双门闩式。

双方并排，单膝跪地(用外侧的腿)，内侧的腿伸直，顶住。双方都向里面倾身。内侧的手抓住自己脚踝，外侧的手向上伸，双方的手在头部上方相遇，握紧。

练习效果

这个体式不仅能够拉伸腰部侧面的肌肉，更能增强双方的交流。

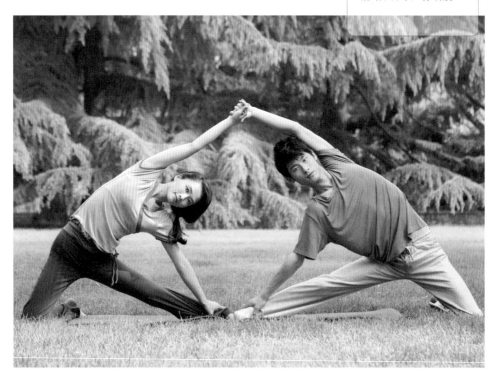

二、30岁后减肥塑身Yoga这样做

女人的另一个考验期是30岁之后，你会明显地感到身材在不受控制地逐渐走样，这与代谢能力降低、身体各组织器官的功能开始走下坡路有一定的关系。

的确，女人最大的天敌是如流水般的岁月。对于女人来说，时间的流逝不只是时钟上指针的走动，我们的身体与状态也在这种无形的流动中发生着让人无法控制的改变。尤其是30岁过后，女人会发现怎么自己的小肚腩越来越鼓了，下巴的肉也慢慢地开始下坠，甚至多出一个下巴来，蝴蝶袖、大象腿、老虎背都一一出现，各方面都有横向发展的趋势。

除了这些身体的自然规律外，有部分原因也要归咎于女人的心态变化。女人一旦过了30岁之后，一般家庭稳定，孩子活泼可爱，丈夫忠家爱妻，没什么危机感，再加上家务、工作繁重，身体素质不如以前，容易疲乏，就懒得在身材上下工夫了。

对此，我有着切身的体会，过完30岁生日之后，体重无论怎样控制，都在不断地飙升，就算喝口水都感觉在长肉，身材也丰腴不少。再加上我一过完30岁生日，丈夫就被调往国外工作半年，家里所有的事都要我来打点，除了工作，还要接送女儿上下学，回到家后，还要做饭和一些琐碎的家务，并辅导女儿做作业，每天日子过得就像打仗一样，对身材也没那么在意了，吃得也比较多。

丈夫回来看到我就露出了不可思议的表情："天呐，我家的赵飞燕什么时候变成杨玉环了？"

尽管我知道自己的体重飙升得有那么一点快，也有了一定的心理准备，但听了丈夫的评价，对我仍造成了很大的打击。在丈夫的鼓励下，我决定重新开始我的美丽计划。这一次，和当初的产后肥胖不太一样，那时候赘肉多集中在腰腹部和大腿处，而现在的赘肉则全身都是，腰腹部、颈肩背、手臂、大小腿更是重点囤积地带，它们都有一些形象的名字，比如游泳圈、老虎背、蝴蝶袖、大象腿等。如果想要练习瑜伽进行减肥塑身，最好选择能同时瘦全身的体式。

门闩式

1 跪在地面上，双膝并拢，大腿与小腿成90°，双手自然垂放于身体两侧，挺直腰身，目视前方。

2 左腿向左侧伸展，伸直左腿，左脚尖点地，双臂向身体两侧侧平举，两手臂、双肩成一条直线，掌心向上。

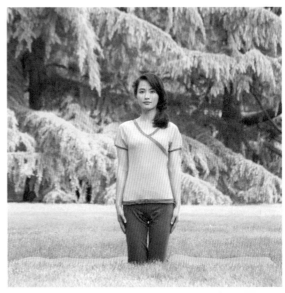

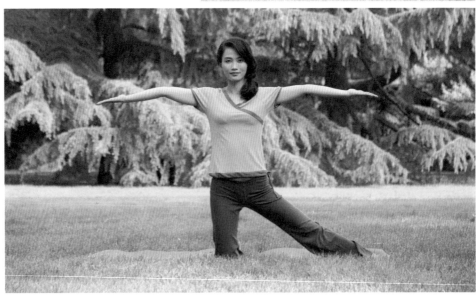

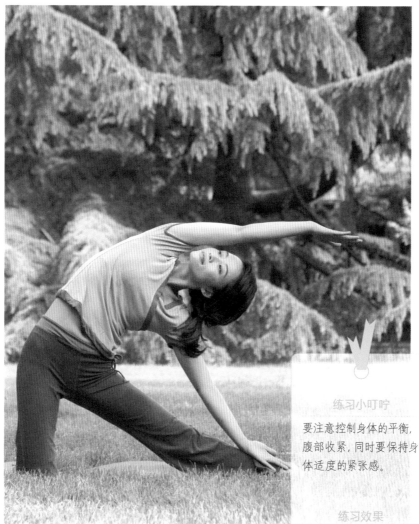

练习小叮咛

要注意控制身体的平衡，腹部收紧，同时要保持身体适度的紧张感。

练习效果

门门式能够很好地促进全身的血液循环，柔软僵硬的颈部，增强平衡感，让女人的身体姿态更加轻盈平稳，更富有魅力；同时还能够调节植物神经，提高心智与自信心。

3 腿、臀部保持不动，上身向左侧弯曲，左手掌放于左脚面上，掌心向上，头向上转，眼睛看向上方，如果是在野外的话，眼睛可以看向天空的云，并可以随着云移动，并想象自己像天上的云一样，在蓝天随风飞扬，这样你的心情就会自由而快乐，体态轻盈而美丽！

鸽　式

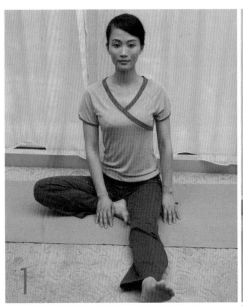

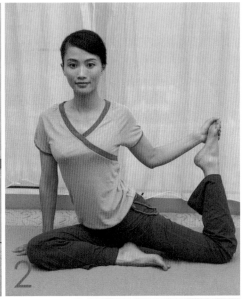

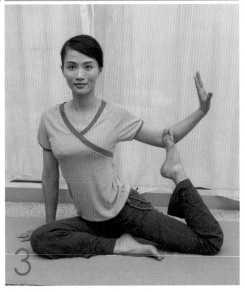

1 坐在地面上，双腿向前伸直，然后右腿屈膝，将右脚跟置于左大腿根内侧。

2 深呼吸，让身体自然放松，腿部成弯曲的姿势，右腿弯曲，左腿向后伸展。

3 腿部平放在地面上，并保持两膝左右成一条直线，用左臂弯勾住左脚背。

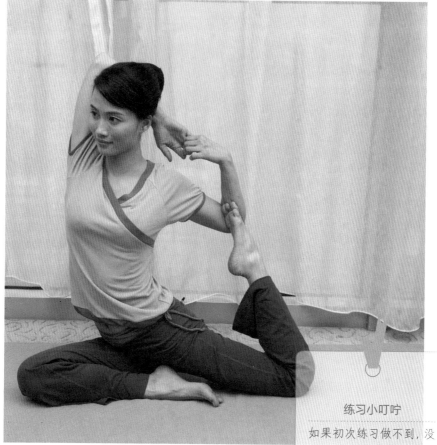

4 右手伸往背后, 绕过脖子, 并将左、右手在
背后相握, 停留约数10秒, 做一次深呼吸。

5 还原之后, 再换另一方向做相同动作。

练习小叮咛

如果初次练习做不到, 没
有关系, 慢慢练习, 一定会
有收获的; 当完成鸽子式
时, 停留时间可因人而异,
如果体力好, 可让自己多停
留几秒。

练习效果

鸽子式能够很好地强化胸
部, 让胸部更加挺拔并富有
弹性。除此之外, 还可以使
腰身更柔软、纤细, 也可以
消除手臂上多余的赘肉。

扭转坐姿法

男人过了30岁，和女人一样身体也开始发福，再加上工作上频繁的饭局应酬，丈夫的将军肚也有增大的趋势，为了遏制这种趋势，我常拉着他一起做瑜伽练习，为此我还为彼此量身打造了一套夫妻瑜伽体式。

1 背对背坐在床上，两腿分开与肩同宽，脚背勾起，背部伸直，抬头挺胸，之后两人分别用左、右手屈肘相扣，双手握拳。

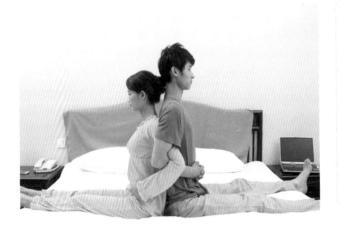

练习效果

通过夫妻反向扭转身体，可以使身体扭曲，可以有效锻炼腰背部和腹部，燃烧腰背部和腹部的赘肉，消灭老虎背和小肚腩。同时还能缓解上班久坐后的酸疼肌肉、脊椎痛、腰疼等现象。

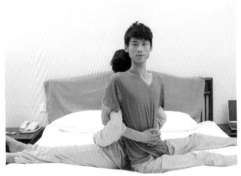

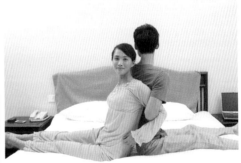

2 慢慢地向左、右扭转上半身，注意做动作时背部要贴合，臀部不要离地。扭转的同时要伴有节奏地呼吸，不要闭气。

夫妻后弯式

夫妻双方背对背,脚掌对脚掌,跪在草地上,大腿与小腿呈90°,上半身挺直;接着向上伸直手臂,掌心向上,同时向后弯曲腰部,双手在上方相交,妻子的手掌托住丈夫的手背;最后头向后仰,额头触额头,尽量看向对方。

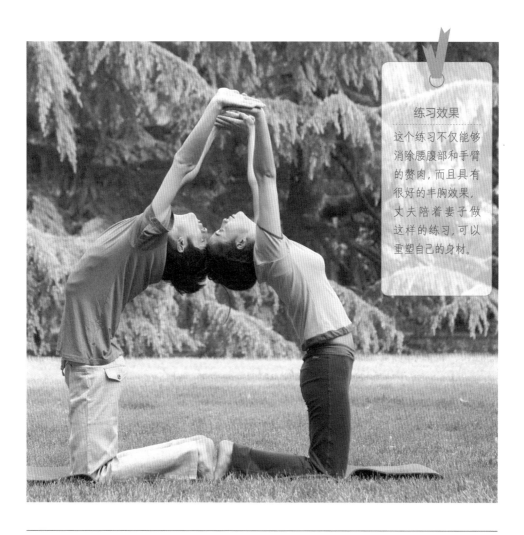

练习效果

这个练习不仅能够消除腰腹部和手臂的赘肉,而且具有很好的丰胸效果,丈夫陪着妻子做这样的练习,可以重塑自己的身材。

三、多吃不胖的人气瘦身私房菜单

当然，单单做瑜伽练习是不够的，身材的保持还需要靠正确的饮食来维持，这样才能使减肥效果更具持久性，尤其是随着年龄的增长，基础代谢率会越来越低，制定科学且行之有效的减肥食谱就尤为重要了。

我每天除了保证不低于30分钟的瑜伽练习外，拟定减肥饮食方案是我执行减肥计划的重中之重，其中包括要下决心改变的饮食习惯、兼顾营养与瘦身的菜单，尽可能少吃外食，多亲自下厨去做。

说到吃，我可以放心吃到八分饱，体重还一直往下减，我周围的小伙伴们对此都惊呆了，对我那是羡慕。想想她们天天"节食促排"，这也不敢吃，那也不敢吃，有的甚至一天只吃两顿饭，喝茶只敢喝减肥茶，在厕所蹲的脸都青了，那又怎么样？身上的赘肉还是一点也没见少，稍一放松警惕，反弹得比减肥前还胖。

可见，节食并不是减肥的良方，长此以往还可能造成营养不良、月经失调等健康问题。我始终认为：保证足够的营养摄取，培养规律而科学的饮食习惯，执行严格的饮食计划，制定低脂而富有营养的菜谱，是女人维持好身材的重要法宝。现在，将我私藏多年的瘦身私房菜单推荐给大家，试一试吧，说不定能解决你正在苦恼的问题。

你不可不知的饮食瘦身指南

◎晨起，一杯温热的柠檬水

早晨起来，洗漱完毕，第一件事就是喝一杯温热的柠檬水。其主要成分是柠檬酸，柠檬酸进入人体后，马上形成一个柠檬酸循环。我们从食物中摄入的糖分、脂肪等会快速转化成能量，供给柠檬酸循环所消耗，从而活化代谢，打造疲劳物质、脂肪无法积聚的易瘦体质。

　　柠檬水的味道酸酸的，其清新的香味能够缓解压力、控制食欲、避免过度饮食。每天早上喝上一杯温热的柠檬水，可以促进血液循环，这样我就不用担心因一夜休眠而导致身体和内脏冷却。喝柠檬水实施起来超方便，很适合早上没时间、匆匆忙忙的都市女性哦！

　　柠檬温水减肥法具体应该怎么做呢？首先，将柠檬洗净，横着对半切开，用压榨器榨出柠檬汁。接着将榨好的柠檬汁倒入杯中，然后倒入3/4杯（150毫升）的温水，跟柠檬汁混合。如果不太喜欢酸涩味，可以多兑点水，1杯（200毫升）左右也没问题。然后用勺子充分搅拌杯中的柠檬汁和温水，慢慢地喝，让热力和柠檬的有效成分输送到身体的每个角落，很快你就会发现身体有所变化了。

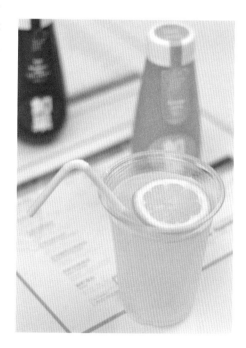

每天必喝7杯水

　　我每天都会喝够7大杯水（约1500毫升），水分进入身体后便开始在人体内循环，帮助溶解体内的代谢废物，溶解后会随着尿液、汗水排出体外，让身体由内而外得到净化。洁净的身体内循环，不仅能够轻身，而且能使肌肤富有弹性。如果觉得白开水没有味道，不好喝，也可以用新鲜的果汁代替，在获得充足水分的同时，还能提供充足的维生素等养分，可谓一举多得。但提醒大家，最好选择鲜榨的果汁，且果汁中千万别添加太多的糖分。当然，人体一天的需水量单靠7杯水是不够的，如果能够从汤粥和饮食中再摄取2000毫升的水分，肌肤一整天都会水嫩嫩的。

我的喝水日志

第一杯水	6:30	排毒、消脂、养颜	半小时后再吃早餐
第二杯水	8:30	解渴、防脱水	水量至少250毫升
第三杯水	11:00	解乏、放松	让胃产生饱足感，午餐吃得少点
第四杯水	12:50	减负、减肥	午餐半小时后再喝水
第五杯水	15:00	提神、醒脑、瘦身	清水取代下午茶或咖啡等
第六杯水	17:30	促进消化、吸收营养	多喝几杯，增加饱腹感，以免晚餐暴饮暴食
第七杯水	22:00	解毒、排泄、促进消化、增强血液循环	一口气别喝太多，以免影响睡眠质量

◎高纤维食物是我食谱上的主角

为了健康地控制体重，高纤维食物是我餐桌上雷打不动的主角，我之所选择高纤维食物不是它有多美味，而是因为这类食物中含有丰富的膳食纤维，可以提高食物残渣通过肠道的效率。比如，早餐吃几片全麦面包，再喝一杯牛奶或将蔬果打成含果粒成分的蔬果汁；每天吃一碗糙米饭、吃一盘凉拌芹菜或炒芹菜，或者将蔬菜、水果做成蔬果沙拉；再将奶酪、苹果、香蕉作为零食，在下午茶时吃一些，这些方法都有助于排便顺畅。如果胃肠一时无法适应膳食纤维，可以慢慢地增加膳食纤维的摄取量，让胃肠有时间来适应。

◎每天啃两三个苹果或2根黄瓜

苹果和黄瓜是我比较喜欢的，苹果和黄瓜是低热量食物，无论吃多少，摄入的热量都不会超标，所以体重自然减轻。而且苹果和黄瓜还具有很好的饱腹感，一次吃两三个苹果或2根黄瓜，就会不想吃东西了，非常有利于控制食量，我一般会在午餐、晚餐前半小时先吃一个苹果，这样到吃饭时，就不会吃那么多了，长期坚持减肥效果很显著。

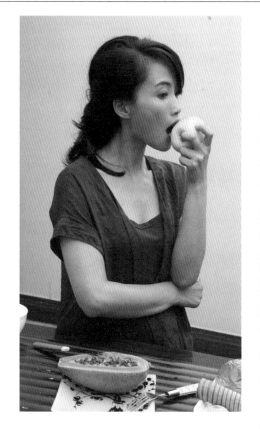

◎ 换只手吃饭，减少食量

使用平常不常用的手拿餐具吃饭，尽管一开始会因为不太习惯而实施起来有点难度，但坚持下来，还真是效果显著。我还特意将食物多咀嚼几次才咽下，这样做既可以避免摄食过多而摄入过多的热量，又能够减少胃肠负担，帮助人体正常代谢，同时，这个动作也会传达给大脑一种暗示，中枢神经会发出指令来控制食量，从而达到减肥的目的。当然，细细品尝才能吃出食物的真滋味、好味道，在达到瘦身效果的同时，还能享受美食，如果你也正为吃饭快而烦恼，不妨试试这个方法，非常值得呦。

多吃不胖的瘦身私房菜

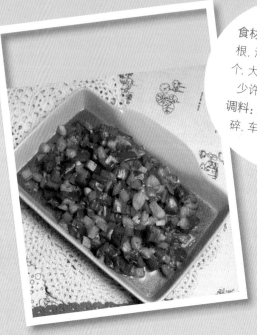

食材: 茄子2个, 西葫芦1根, 洋葱小半个, 红椒半个, 大蒜2瓣, 新鲜百里香少许, 新鲜香菇2朵。
调料: 海鲜酱1大勺, 罗勒碎, 车打芝士各适量。

意大利风味炒茄丁

做法:

1. 茄子、西葫芦、洋葱、香菇、红椒、大蒜分别洗净, 切小丁, 百里香洗净。

2. 锅烧热入油, 放入洋葱、大蒜、香菇和新鲜的百里香炒出香味。

3. 放入茄子丁、西葫芦丁、红椒丁一起翻炒均匀。

4. 加入1大勺海鲜酱翻炒均匀。

5. 一直翻炒到蔬菜成熟, 如果中途锅太干, 可以适当加一点水, 关键是把茄子炒熟了才好吃。根据自己的口味加盐, 撒上少许罗勒碎、车打芝士碎, 炒匀即可。

瘦身功效

这道菜不仅具有异国风味, 而且所用多是营养丰富、瘦身效果极佳的食物。比如, 茄子和西葫芦都是低热量且富含膳食纤维的食物, 能够阻止人体对脂肪的吸收。另外, 洋葱含有一种特殊的成分和可溶性膳食纤维, 能促进肠蠕动, 其所含的低聚糖还能抵制肠内坏菌繁殖, 有效改善便秘, 并有很好的减肥瘦身效果。

葱烧芋头

做法:

1. 先将芋头洗净蒸熟, 剥去外皮, 切成滚刀块。
2. 起油锅, 爆香大葱。
3. 下芋头块翻炒, 加盐翻炒均匀。
4. 加入适量的水, 撒入葱花。
5. 待汤汁快收干时, 淋少许香油、鸡精, 拌匀即可。

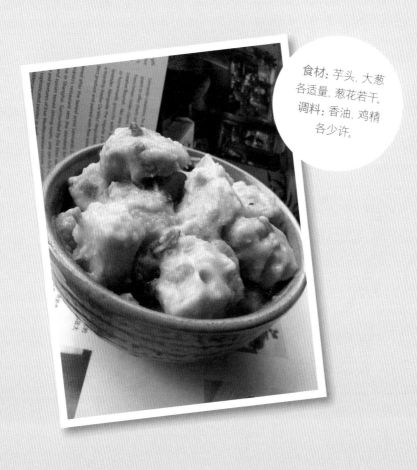

食材: 芋头、大葱各适量, 葱花若干。
调料: 香油、鸡精各少许。

荠菜炒饭

做法:

1. 春笋处理干净,切成丁,放入热水锅中焯水,沥干后备用;荠菜洗净,切成小段;鸡蛋加少许盐打散后,入油锅炒散后盛出备用。
2. 米饭也放入锅里,炒至松散,颗粒分明后盛出备用。
3. 洋葱和胡萝卜都切小丁。
4. 锅烧热,入少许油,放入笋丁、胡萝卜、洋葱翻炒至八九成熟。
5. 下荠菜一起翻炒均匀。
6. 加入之前炒好的米饭一起炒匀,加入盐调味。
7. 最后加入之前炒散的鸡蛋拌匀即可。

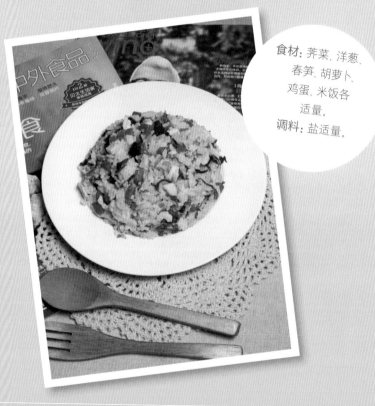

食材: 荠菜、洋葱、春笋、胡萝卜、鸡蛋、米饭各适量。

调料: 盐适量。

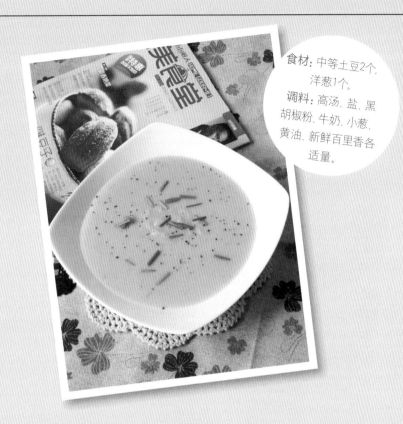

食材: 中等土豆2个,
洋葱1个。

调料: 高汤、盐、黑
胡椒粉、牛奶、小葱、
黄油、新鲜百里香各
适量。

土豆浓汤（2~3人份）

做法:

1. 土豆、洋葱分别去皮、洗净、切小丁。
2. 锅烧热, 放入少许黄油化开。
3. 加入洋葱炒至略透明。
4. 再加入土豆丁一起翻炒均匀。
5. 注入高汤没过食材 (没有高汤可以用水代替)。
6. 烧开后加入少许新鲜的百里香 (没有也可以不放)。
7. 转中小火炖煮至土豆熟烂后, 把百里香挑出, 剩下的食材连汤
   一起倒入料理机搅打成细腻的糊状, 再倒回锅里加热。
8. 依个人的喜好加入适量牛奶, 再加入盐和黑胡椒粉调味。
9. 装盘后表面可撒少许小葱来装饰。

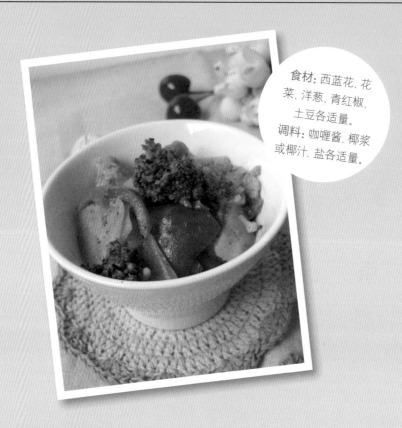

食材: 西蓝花、花菜、洋葱、青红椒、土豆各适量。
调料: 咖喱酱、椰浆或椰汁、盐各适量。

咖喱时蔬

做法:

1. 洋葱、青红椒、土豆切片, 西蓝花和花菜提前焯水。
2. 锅烧热, 倒入适量油, 先下洋葱炒出香味, 再放入其他的蔬菜一起翻炒至八九成熟后盛出。
3. 锅中放入适量咖喱酱炒片刻。
4. 调入少许椰汁拌匀(椰汁会比较甜, 如果不喜欢太甜的可以用椰浆)。
5. 倒入之前炒好的蔬菜, 翻炒至汤汁略收干即可。

四、私家珍藏减肥秘籍大奉送

尽管通过瑜伽练习、饮食调理能够打造完美的身材，但要想让完美身材伴随一生，就需要更细致的呵护与打理了。我曾经一度因体重忽高忽低而困扰不已。后来，慢慢发现这可能和自身减肥塑身的决心有关，有时通过艰辛的努力，身材得以完美体现后，就会想之前吃了那么多的苦，现在终于可以放松下来了，于是之前的戒律也开始逐条打破，每天不再进行瑜伽练习，也不再控制饮食，体重不回升才怪呢。

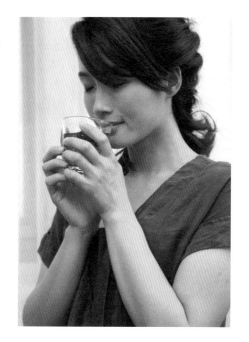

我一直认为日常的呵护对身材的维持同样重要，除了将瑜伽练习、饮食调理作为我减肥计划的主轴外，一些生活中的细节也成为辅助措施列入我的减肥大纲中。

自制堪比大牌的减肥茶

一直以来我都对减肥茶情有独钟，但我并不推崇市场上贩卖的一些奇效减肥茶，很容易喝出健康问题，无论是新闻上，还是身边的朋友，因为喝减肥茶减肥而出问题的层出不穷。所以，我将市场上鼓吹的快速减肥茶列入了我的黑名单，为了对自己的健康负责，我基本上都是在家自制一些减肥茶，其效果堪比大牌减肥茶，下面我将经过我亲身验证过的几款减肥茶奉送给大家。

橘皮富含能透过尿液排出体内沉积物的成分，而且能阻止脂肪的堆积，降低胆固醇，因此能达到减肥的目的。如果经常喝橘皮茶，还能消除水肿，非常适用于分娩后突然发胖的女性。另外，橘皮茶的清香味能稳定情绪，还能防止由于各种压力导致的肥胖。这也是一款取材非常方便、操作非常简单的减肥茶，是我的御用减肥茶，我几乎每天至少喝一杯。具体做法如下。

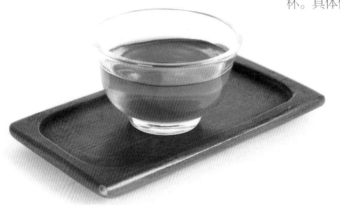

橘皮茶

做法：

1. 吃掉橘子果肉后，收集清洗干净的橘皮。在风干之前必须先将橘皮清洗好，这样才能防止营养素的流失。

2. 去除橘皮内侧的白色物体，然后放在阴凉处风干两周左右。

3. 在500毫升水中，放入5~7克橘皮，然后用中火熬出一杯橘皮茶。

饮用橘皮茶的要领：

虽然不需要明确饮用时间，但最好在饭后饮用，每天喝3次。为了提高橘皮茶的减肥效果，最好把食谱改成以蛋白质为主，并配合适当的运动。每天必须按时吃三餐，但是要减少进食量，最好用杂粮代替米饭。

魔法语录

橙黄色的橘皮茶，闻起来会有淡淡的橘香，每次闻过后就会精神很多，有很好的安抚情绪、提振精气神的效果。坚持一段时间，就可以明显感到身体轻盈了很多。注意，橘皮一定要清洗干净，以免食入残留在橘子皮表面的农药成分。

这款果茶闻起来四溢飘香，沁人心脾；看起来色泽艳丽，赏心悦目；喝起来甜腻爽口，回味无穷。最为关键的是，这款果茶的材料具有很好的减肥效果。

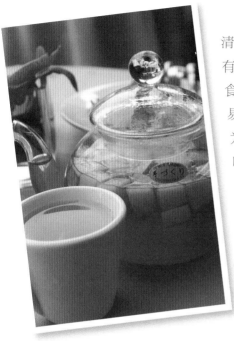

苹果可以提高肾脏和胃肠的功能，帮助清除胃肠内的宿便及身体内的水毒，让身体有轻盈之感，同时苹果还能使胃收缩，控制食欲。更关键的一点，苹果热量很低，又容易饱腹，可以减少热量摄入，避免热量转化为脂肪而导致肥胖。西柚含热量极低，多吃也不会胖，还含有丰富的钾，有助于减少下半身的脂肪和水分积聚。菠萝几乎含有人体所需的所有维生素、16种天然矿物质，并能有效帮助消化吸收，所含的菠萝果酸还能有效酸解脂肪，尤其是所含的特效成分菠萝蛋白酶能有效分解食物中的蛋白质，增加胃肠蠕动，有助于排除宿便。

以上三种水果都含有丰富的维生素C，能有效提高身体代谢率，我们完全可以放心大胆地饮用。

甜爽果蜜茶

材料：
苹果、西柚各1/2个，菠萝1/4个，红茶包2袋，蜂蜜适量。
做法：
1.将苹果、西柚分别洗净，苹果带皮切丁；西柚带皮切小片；菠萝切丁。
2.倒入适量清水于锅中，大火烧开后放入苹果丁、菠萝丁，加热至再次沸腾，倒入西柚片，关火。
3.放入红茶包，待红茶融开，将茶包取出，待茶变得温凉后加入蜂蜜调匀即可。

魔法语录

下午茶时刻到来，与其默默等待着赘肉消失，不如静静地品茶，在满口茶香的气氛下，尽情地品味，并让脂肪的燃烧与消耗。

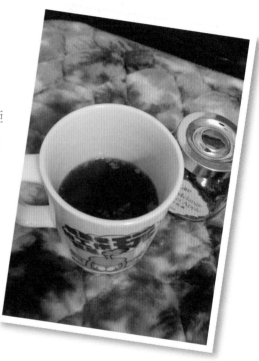

花茶对我来说有一种无法抗拒的魔力，将花瓣放入杯中，倒入滚烫的热水，干瘪的花儿瞬间盛开在了水中央，花儿的芬芳也随着茶水的蒸汽激荡嗅觉，在享受美丽视觉的同时，味觉也得到了满足，而且还能收获减肥的效果，正在为身材烦恼的小伙伴们不妨尝试一下。

轻盈洛神玫瑰花茶

材料：
洛神花、玫瑰花各半勺，陈皮3克。
做法：
将洛神花和玫瑰花苞洗净，与陈皮一起放入茶壶中，倒入500毫升沸水冲开后，浸泡10分钟就可以饮用了。如果感觉味道不佳，在饮用时可以加入蜂蜜或冰糖进行调味。

魔法语录

一天喝一杯，可以燃烧体内多余脂肪，帮助清理胃肠，排出体内废物，保持玲珑的身姿。但不建议胃肠功能弱、手脚冰冷的人常喝。

不花钱就能减肥的特效按摩

睡了一夜，全身每一个细胞都懒洋洋的，每一次起床前我都需要再眯一会儿，让整个身体都跟着彻底苏醒才不会那么痛苦，为了克服起床时的昏沉和不适感，让全身的细胞活跃起来，消耗赘肉中隐藏一夜的能量，以及刺激每个细胞内的污秽物质，我都会对全身做一次经络按摩运动，这样一大早就能让自己感觉身体轻盈很多。

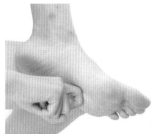 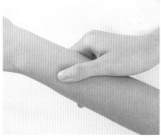 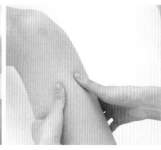

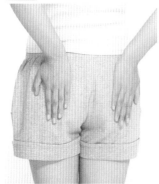

1 屈食指按压脚底涌泉穴，左右脚互换按摩。

2 一手握住另一个手腕，顺着手臂轻擦至腋下，左右互换按摩。

3 左右手握着脚腕，交替地从下往上轻擦至大腿根，左右腿以同样的方式按摩。

4 两臂往后屈肘，从大腿根往上，用双手轻擦按摩左右侧臀。

5 左右手叠放在腹部上，以顺时针螺旋式的按摩。

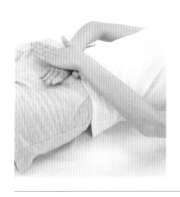

当然，这套动作也可以在沐浴期间或之后进行，有助于身体暖和起来，刺激血液循环，提高新陈代谢，能很好地达到减肥瘦身的效果，同时还能消除一天的疲劳。

我的独家瘦身浴

每天都要洗澡,就算忙得不可开交,洗澡也是我每天都要做的功课,但是你知道洗澡也能瘦身吗?很多人洗澡只是草草了事,其实洗澡对减肥塑身来说也有重要作用。只要掌握了"瘦身洗浴"要点,多花一些工夫在洗澡上,不仅可以让疲累的身心更加放松,最重要的是可以紧实下半身的线条,帮助我们雕塑身材,向美丽目标再前进一步!

沐浴能减肥的原因

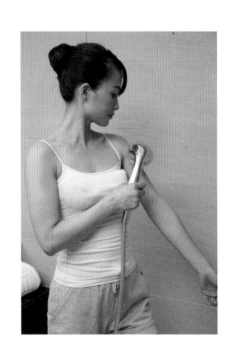

◎沐浴可以消耗热量

水可以提供我们1/10体重的浮力,加上身体在水中和水摩擦所产生的适度抗力,可以训练肌肉力量。只要依照正确的沐浴步骤,平均每天沐浴30分钟,所消耗的热量和慢跑1公里相当,所以千万不要轻视洗澡的神奇力量喔!

◎水压可以使效果加倍

浴缸里的水压对人体的影响称为"净水压",将身体泡在水中身体受到的各种重力是相同的,身体受到均等的重力,不只对身材雕塑、减重塑身相当有效果,还可以促进血液循环系统,强化肾脏及肝脏等内脏功能,改善足部水肿现象。

手把手教你沐浴减肥操

修长美腿沐浴操

经由热水浸泡后，由于肌肉和关节都变得相当暖和，这时是做体操的最佳时机。以下介绍几个能纤瘦腿部的沐浴操，只要有恒心，每天照着做，想不让腿部变得修长美腿都难！

紧缩提臀操： 浴缸放满水，站立在浴缸里，一手扶墙，一手叉腰，右脚向后顶住浴缸，用力往后压，维持约5秒后再换左脚，来回各做5回。

腿部雕塑操： 坐入浴缸中，将膝盖立起，双手顶住膝盖内侧用力往外推，而膝盖则用力往内挤，维持5秒后，反方向双手向内挤，膝盖向外张开，来回共做5回。

纤细脚踝操： 坐入浴缸中，双手放在背后支撑住身体，屈膝，双脚稍微抬起，左右脚板利用脚踝的力量分别向外面画圈10次，再反向画圈10次，来回做10回。

下半身窈窕沐浴法

容易水肿的朋友们，下半身比较容易冰冷，下半身泡热水，可以调整血流速度，减少身体的温差，提高身体的代谢能力，让下半身不再臃肿而变得修长纤细。现在我们一起来学习能让下半身窈窕的瘦身洗浴澡吧！

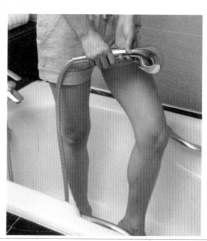

1 先将下半身冲热水1分钟。

2 将下半身泡在浴缸里20~30分钟，浴缸中可以加入一些自己喜欢的精油或沐浴剂，让心情和肌肤都能得到滋润。

3 待身体感到缓和了后，从浴缸站起来，用温水或是稍冷的水将头和身体全部冲洗干净。

4 最后用热水冲2分钟，即可出浴。这时全身都会觉得舒服而暖和。

5 洗好澡之后，不要忘记多喝水，补充水分，全身放轻松。

6 最后，帮肌肤上涂擦一点保养滋润的乳液，让自己不仅能身材美美，皮肤也能水水嫩嫩的！

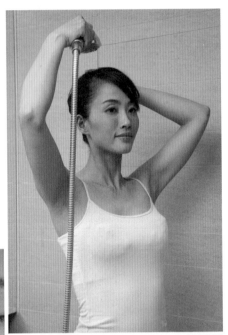

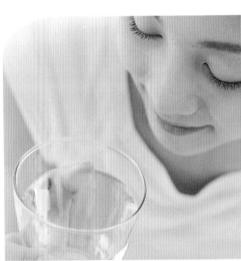

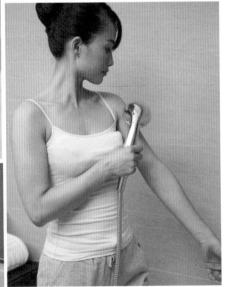

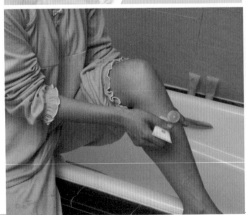

Part 3

排毒
轻身瑜伽

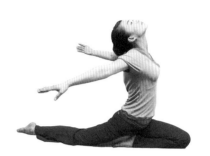

　　年轻的身体，大多不需要进行排毒，自身的各脏腑器官和组织就已经能够将身体内的毒素高速地排出去了。所以我自己在18~25岁的青春芳华中，从未被便秘、水肿、肤色暗沉所困扰过，完全仰赖的是自身过硬的排毒系统功能。但自从生完孩子，尤其是年龄迈过30岁的门槛后，曾经引以为傲的身体正在一点一点地被毒素侵蚀。有时候在孩子、丈夫都睡觉后，自己一个人对着镜子，赫然发现脸上有黄褐斑出现了，肌肤也变得干燥起皮，皮肤也变得痒痒的，浑身不舒服；有时睡眠不好或有点着急上火的事情，还会冒出小痘痘；更为尴尬的是嘴里还会发出难闻的异味，和人说话都不敢靠太近。

　　因此，排毒就成为了我刻不容缓的任务。

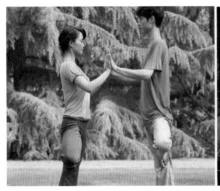
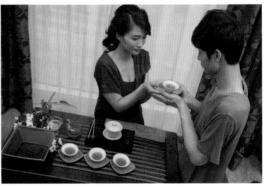

要进行排毒，先来看看身体的排毒机制是怎样运行的。

排毒系统	排毒工作时间	加速排毒的小措施
免疫系统 （淋巴）	21：00～23：00	让自己安安静静地休息或听一些柔和的音乐，能够在此时安排两人的亲密时间最佳，超过23:00就不要了
肝脏	23：00～凌晨1：00	肝脏的工作需在熟睡中进行，此时最好进入睡眠状态
胆	凌晨1：00～3：00	胆需要在熟睡中工作，让自己保持高质量的睡眠状态
肺	凌晨3：00～5：00	咳嗽的人在这段时间咳得最剧烈，这段时间最好不要服用止咳药，以免抑制体内废物的排除
大肠	凌晨5：00～7：00	在此时段养成良好的排便习惯

可见，养成规律的作息时间，让身体在正确的时间内主动排毒是再健康不过的排毒方式。

当然，毒素绝非一日形成的，是长时间慢慢累积的。由于长期被毒素所毒害，早已沦为"毒人"。我开始尝试排毒时，因为无知曾经寄希望于少吃一两顿饭或少喝含添加剂的饮料，以为这样就能轻松、彻底地排尽体内的毒素，结果反而落得个内分泌失调、脸色蜡黄、满脸痘痘的下场。从此我才对排毒问题开始谨慎起来，以科学的态度、健康安全的方式、细致的流程总结出了一套行之有效的排毒实用方案。

排毒轻身Yoga这样做

　　作为瑜伽的狂热爱好者，瑜伽排毒自然是不可缺少的主打项目，我每天早起或临睡前都会给自己10～20分钟的时间做一套排毒瑜伽体式。早晨练习，前一晚累积的毒素就会被排出体外，一整天都会感觉身体清清爽爽。临睡前练习，不仅能将一天累积的毒素排出体外，还能提高睡眠质量，让身体放松，一夜好眠。

　　下面就为大家提供这套行之有效的排毒瑜伽体式，大家不妨也像我一样，每天抽出一点时间练习一下，相信我，效果会很不错的。

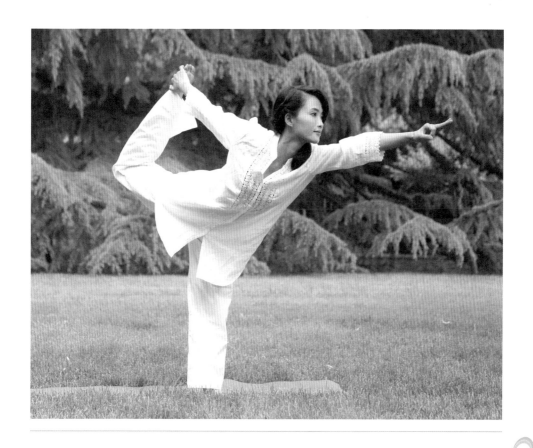

除风式

生育宝宝之后，随着年龄的增长，女性的腹部会比较容易堆积脂肪。若不加强锻炼，只进不出，腹胀、胃胀气等问题也会经常出现。下面这套除风式瑜伽可帮助按摩位于腹部的内脏，消除女性腹部隆起、胃胀隆起等问题。

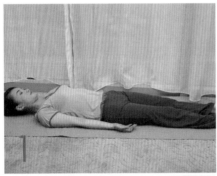
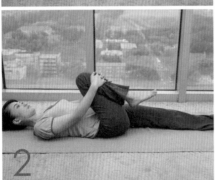
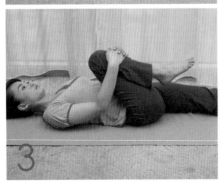

1 仰卧，双手放在身体两侧，掌心向上，双脚放松。

2 吸气，右膝盖弯曲，抬起，双手十指交叉抱住右小腿，膝关节尽量靠近身体，肩部放松。

3 呼气，手臂将膝关节尽量拉向胸部，同时眼睛直视胸部。

4 吸气，还原右膝。呼气，放下右腿。换另一侧以同样的方法练习。

练习小叮咛

（1）膝关节尽量靠近胸部，但也不要勉强，以免拉伤脊椎。
（2）整个过程中要调整好呼吸，以免气息紊乱而影响效果。

练习效果

这一套动作不停地按摩位于腹部的脏器，强化腹部肌肉，有利于消除腹部的脂肪，并可改善便秘症状，帮助去除胃肠胀气。

蜜蜂式

　　坐月子时，不方便下床进行高强度地运动，而且饮食又进补，容易出现胀气、腹胀、小腹隆起的情况。如何既不大量运动，又能排除体内的毒素，不妨在床上做个简单的蜜蜂式瑜伽，让胃肠活跃起来，帮助消化与排毒，别让毒素藏在体内和你一起坐月子。

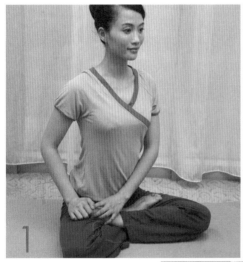 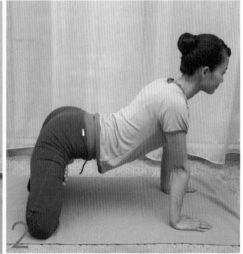

1 双脚盘起，端坐，腰背挺直，成莲花坐姿，做深呼吸，感觉腰背部用力地在拉伸。

2 吸气，臀部离地，双手掌撑于前方地面上，双眼直视正前方。

3 呼气，身体缓缓下降至地面，下巴也着地，双眼仍然直视正前方。

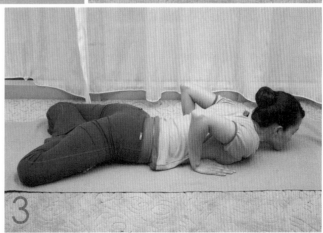

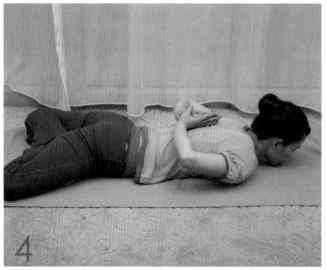

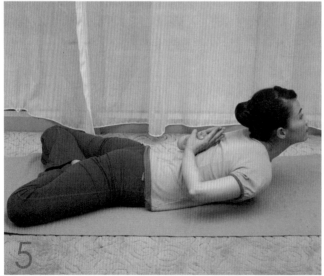

练习小叮咛

（1）若无法呈莲花盘坐，则可半盘脚，切勿勉强。

（2）若无法将双手置于背部合掌，只需将双手放在身体两侧的地面上，或者将双手放在腰部或叉腰都可以。

练习小叮咛

腹部得到温和的按摩，有利于促进胃肠蠕动，帮助体内毒素的排出，并消除胀气的痛苦。

4 双手置于背部，合掌。

5 吸气，头抬起，停留5秒，并做深呼吸。此时，可将所有的意识都集中于下半身的某些刺激点上，并默默告诉自己："放轻松，别觉得辛苦，努力才会有收获！"

摇摆式

　　过了30岁，身体衰老的迹象越来越明显，多坐一会儿或多站一会儿，就会导致腿和脚水肿，腹部脂肪也越来越厚，便秘随之也会越来越严重。为了避免这些衰老信号的出现，每日清晨，不妨和我一起做做摇摆式瑜伽。

1 仰卧，双腿屈膝，大腿紧贴胸部，双手十指交叉，紧紧地抱住双腿。

2 抬起头部，收紧腹部，前后摇摆身体。摇摆过程中，双手要始终紧紧地抱住双腿，并保持自然均匀的呼吸。前后摇摆各5次即可。此时，将所有的意识都集中于收紧的腹部，并全身心地感受体内能量的不停运转。

3 摇摆结束时，坐起，双手尽量抱紧双腿，头向下低垂，保持自然呼吸。

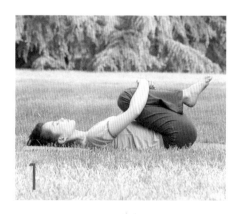

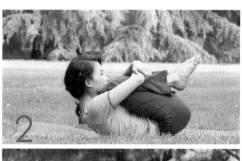

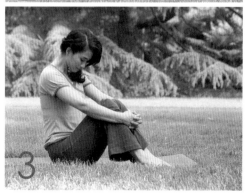

练习小叮咛

（1）颈部不要放松。

（2）双手要抱紧双腿，整个身体都呈团紧状态。

（3）整个过程中要小心别让脊椎受到损伤。

练习效果

通过摇摆身体，可以促进全身的血液循环，从而达到排毒功效，消除水肿，并减少腹部的赘肉。另外，有利于放松胃部和腹部，帮助排出胃肠道内的废气，达到轻身的目的。

滑翔式

大腹便便不只是因为脂肪层厚，也可能是由于宿便的积留。我专门找到一套既简单易学，能够抚平腹部，促进排毒效果又比较显著的瑜伽体式，来解女人之忧。

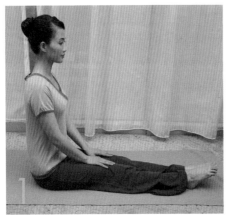

1 端坐，腰背挺直，做深呼吸。

2 吸气，双膝弯曲，双手左右打开，呼气。

3 吸气，双脚慢慢离地，小腿平举，使膝盖、小腿、脚板与地面平行，腰背挺直，做均匀的呼吸，停留数秒。此时感觉吃力，但更多的感受是幸福的舒畅感。

4 缓慢还原，调整呼吸。

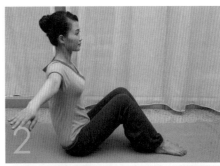

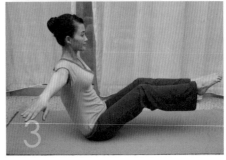

练习小叮咛

（1）呼吸要均匀，以免呼吸被打乱后影响效果。

（2）整个过程中腰背都是挺直的，注意力要集中在发力的腹部和臀部上。

练习效果

这一动作有利于锻炼腹部肌肉，强化腹部器官，从而促进胃肠蠕动，促进消化吸收，排出体内毒素，消除腹部脂肪，改善宿便。

排毒净化饮食

如果最近经常出现疲乏无力、昏昏欲睡、心情烦躁、脸上开始起痘痘、恼人的便秘也开始发作等信号，那就是身体在提醒我们要准备排毒了，这时不妨拟定一套排毒饮食方案，下面是我在饮食排毒方面的一些心得，分享给大家，希望能够为大家提供可行的参考。

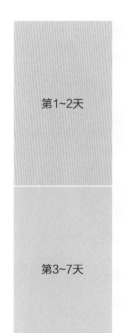

第1~2天

早餐：一杯温开水、蜂蜜水、热柠檬汁或吃1个苹果

午餐：1碗米饭+2份蔬菜

晚餐：餐前饮用1杯自制果汁有助于清洗消化道，然后食用水果沙拉

睡前：补充适量维生素

第3~7天

早餐：一杯温开水、蜂蜜水、热柠檬汁，或者麦片粥+1份蔬菜

午餐：1碗米饭+2份蔬菜+1份鱼+1份豆类

晚餐：1份蔬菜+1份鱼+1份豆类+1个水果

睡前：补充适量维生素

平常也可以自己在家做一些排毒餐，作为日常用餐食用，这样可以营养、排毒两不误，接下来给大家推荐几款我的得意之作。

去水消肿汤

做法:

1. 将薏苡仁、红豆淘洗干净,然后放入清水中浸约半日,沥干备用。

2. 先将薏苡仁放入煮锅中,加入适量清水,置于火上煮至半软,然后加入红豆继续煮至熟透,再加入冰糖,待溶解后熄火即可食用。

食材:薏苡仁20克,红豆30克。
调料:冰糖适量。

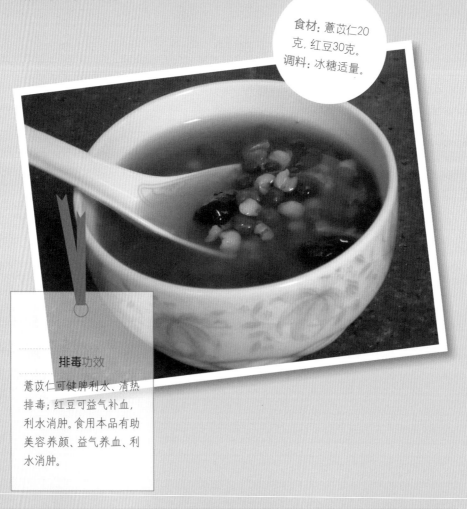

排毒功效

薏苡仁可健脾利水、清热排毒;红豆可益气补血,利水消肿。食用本品有助美容养颜、益气养血、利水消肿。

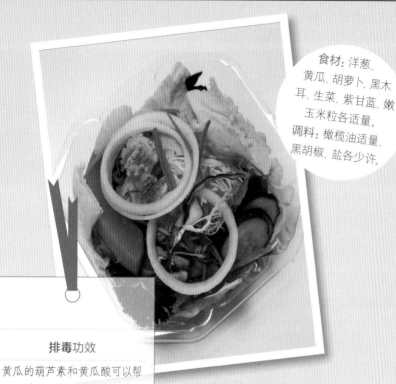

食材：洋葱、黄瓜、胡萝卜、黑木耳、生菜、紫甘蓝、嫩玉米粒各适量。
调料：橄榄油适量，黑胡椒、盐各少许。

排毒功效

黄瓜的葫芦素和黄瓜酸可以帮助肝脏排毒，并且有利尿的功效，可以排除肾脏的代谢物；黑木耳可以吸附肠道内的杂质，净化血液；胡萝卜可以降低血液中的汞浓度；洋葱的气味成分，可使肝脏的解毒酶充分发挥作用，同时洋葱还能提高纤溶活性（溶解纤维使血液循环变得顺畅），达到清血作用；生菜、紫甘蓝、玉米都含较多的膳食纤维，有利于肠道中的废物排出体外，降低血液中的胆固醇，并有利尿和促进血液循环的作用。

缤纷排毒蔬菜沙拉

做法：

1. 将洋葱洗净切圈；黄瓜洗净切片；胡萝卜去皮洗净，切丝和片；生菜、紫甘蓝洗净切丝；黑木耳用水焯熟后切成小朵。
2. 将所有材料放入搅拌盆中，倒入橄榄油，搅拌均匀，最后加入黑胡椒和盐进行调味。

虾仁白果炒四蔬

做法：

1. 胡萝卜、白果分别洗净、切片；荷兰豆去老筋，撕成小片，洗净；马蹄、莲藕洗分别洗净、去皮、切片；虾仁洗净。

2. 炒锅烧热下油，烧至五成热，下蒜蓉炒香。

3. 下虾仁、荷兰豆、胡萝卜翻炒几下，再下马蹄、白果同炒，可以加少量高汤，最后用盐和鸡精调味即可。

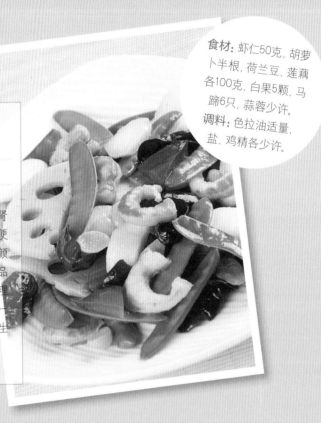

食材：虾仁50克，胡萝卜半根，荷兰豆、莲藕各100克，白果5颗，马蹄6只，蒜蓉少许。

调料：色拉油适量，盐、鸡精各少许。

排毒功效

荷兰豆、马蹄、胡萝卜、莲藕、虾仁均具有补肾健脾、除烦止渴、防止便秘、顺通肠道、排毒养颜的功效。因此，常食本品有助于体内毒素的清理和代谢功能的调整，是一道不错的排毒轻体养生美食。

如果有上火的征兆，建议多喝一些清凉败火的茶饮，比如菊花甘草茶；如果是身体内有宿便，可以多喝富含膳食纤维的饮品，比如蔬果排毒汁等。

菊花甘草茶

做法：
将小菊花及生甘草加水煮沸，以冰糖调味即可。

材料：小菊花、冰糖各20克，生甘草15克。

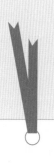

排毒功效

菊花和甘草中均含有类黄酮，可以减轻炎症反应。常饮本品可清爽消暑，灭除火气。

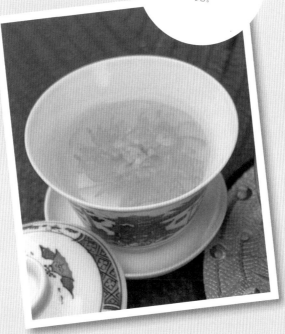

当然，排毒不只是女人的事情，男人也需要经常排解一下身体的毒素，我时常会在周末和爱人一起享受一顿排毒餐，或者一起喝一杯排毒茶。在温馨浪漫中寻求身心的轻盈，这未尝不是一件幸福的事情。

周末身心排毒计划

工作忙、家务多，女人的时间多半用在家庭与工作中，想要给自己的身心排毒恐怕很难。我也曾是个工作狂，照顾丈夫与孩子的日常起居也很忙碌，但是我从不忘记抽时间给身心放个假。即便平时没有时间，我也会利用周末好好地排毒。你还在等什么，赶快跟着我的节奏行动起来吧！

周末排毒前的序曲（时间：周五）

周五是令人兴奋的一天，也是工作告一段落的时候，往往这一天会更忙碌，但无论多忙，都不可以加班，要为周末的排毒做好充分的准备。

◆争取早点下班，别去应酬，直接回家，多想想明天排毒的事。

◆把家务杂事先做好，如洗衣服、洗碗。

◆早、晚餐吃蔬菜汤、沙拉和一点糙米饭或全麦面包。

◆早、晚餐最好都不要喝牛奶制品。

◆晚上11点之前上床，睡个美容觉。

周末排毒进行时（时间：周六）

放松的第一天，不是因为没有工作的繁琐、没有家庭的烦扰，而是因为我已为你安排好身体排毒、心情畅快的一天。

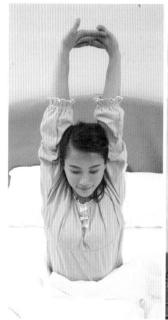
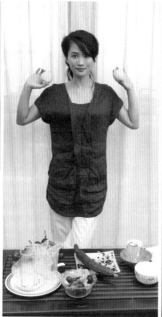
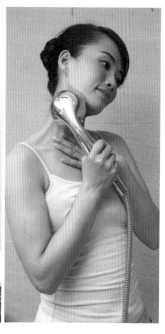

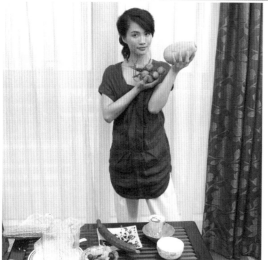

1 AM8:00：慢慢起床，想一点快乐的事，在床上伸个懒腰，坐起来转身伸展一下腰背，试着伸直手臂和双脚，看指尖可不可以摸到脚趾头。

2 AM8:15：喝一杯淡淡的柠檬水（只加几滴柠檬汁，不可太酸）。此后，每小时喝1杯温水。

3 AM8:30：做毛刷按摩，刷掉老化的角质，同时刺激淋巴循环。用热冷交替的方法来沐浴，擦上乳液或保养品。

4 AM9:15：水果早餐（1个苹果+半个木瓜）。

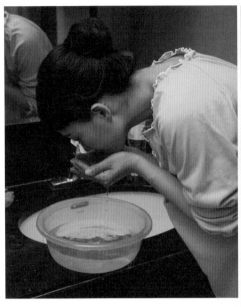
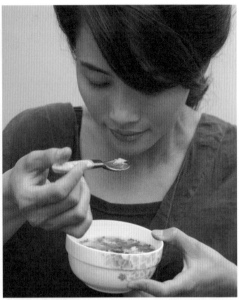

5 **AM10:00**: 早上剩下的时间做脸部的深层清洁, 洗净面部→深层清洁→去角质→敷脸→保湿→保养品。

6 **PM12:30**: 做一碗青菜西红柿豆腐汤, 烫一盘有机蔬菜加一小碗糙米饭。准备自己爱吃的水果。吃完饭休息一下, 看看报、看看书或看看DVD。

7 **PM3:30**: 下午出去运动, 呼吸一下新鲜空气。可先慢步20分钟, 再快走10分钟, 至稍微有点呼吸急促的感觉, 再放慢速度走5分钟, 如此反复走2~3次, 最后慢走5分钟, 让身体慢慢平静。

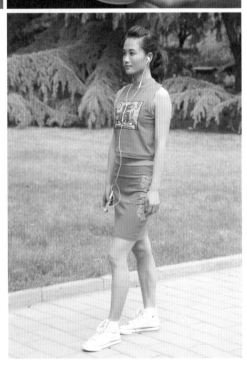

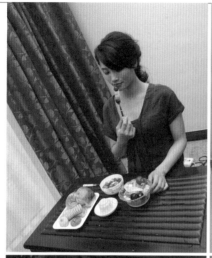

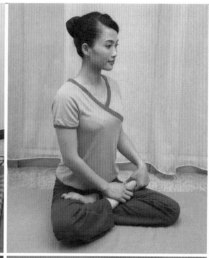

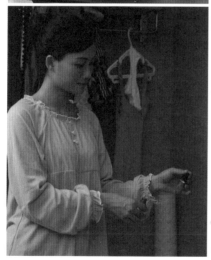

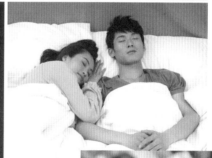

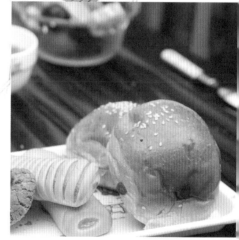

8 PM6:30：做一盘色彩丰富的蔬果沙拉，至少选择5种以上的蔬果，沙拉酱换成柠檬汁或醋。再榨一杯综合果汁，可用小黄瓜、苹果、菠萝混合。

9 PM9：00：洗澡前先静坐15分钟，做腹式呼吸。专心地冥想体内的血液淋巴自由地流动，把毒素带出体外。

10 PM9：30：将精油倒入浴缸中，然后舒服地泡澡，洗完后，按照淋巴流动方向进行全身按摩。

11 PM10：00：早点睡觉，最好睡8小时，躺在床上深呼吸几分钟，想象身体已经变得很干净了。

周末排毒进行时（时间：周日）

周日继续进行身心的排毒，行程与周六差不多，只是需要在饮食上做些细微的调整，在情绪上多些关注。

◆饮食上可变化不同的蔬菜汤，比如可用西红柿、洋葱、豆腐、冬瓜做出一道美味浓汤。

◆中餐或晚餐可用土豆、苹果、菠萝等拌沙拉，也可以用土豆、玉米、小黄瓜、胡萝卜等搭配拌成沙拉。

◆增加主食，可适当吃些燕麦片、杂粮土司或全麦面包。也可喝点粗粮稀粥或绿豆汤等。

◆烹调食物最好不要放油，也不要放太多的盐或糖，可用酱油或柠檬汁调味。实在需要用糖调味，可选用红糖或冰糖。

◆连续两天的排毒可能会让你感到有点不舒服，甚至脾气有点不太好，这都是正常的，可以多喝水、多吃蔬果来缓解，还可以逛逛书店、散散步、听听音乐，放松身心。

◆除了晚上、下午和早上，有时间尽量静坐，每次以15~30分钟为准。静坐时可以冥想，也可以什么都不想，甚至可以搭配芳香疗法，排毒轻身的效果会更明显。

周末排毒结束语（时间：周一）

经过两天的排毒，身体会瘦一点，皮肤也会好点，精神更饱满。如果你能持续多吃蔬果、多运动、常静坐，效果会更明显。但现在可不能马上大吃大喝，尤其不能马上恢复高油、高热量的饮食，最好两三天内都以水果作为早餐，多喝水，少吃刺激性食物。

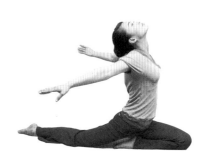

Part 4

美容养颜
瑜伽

俗话说："人要一张脸，树要一张皮。"女人常将自己的皮肤看作是自己人生的第一套衣服，也是最后一件衣服。其质感和色泽如果上乘的话，常会给自己的美丽锦上添花；如果比较糟糕的话，则可能给自己的整体形象拉下不少分数。因此，护肤美肌成为女人人生中的一项重要任务。

尤其是现代女人，肌肤每天都在不断重复化妆、卸妆，极易受损，再加空气污染较重，皮肤作为人体的第一道防线，最先受灾，也是受灾最重部位。如果年龄超过30岁，皮肤的新陈代谢能力开始下降，皮肤表面会积存一定的坏死细胞，显得粗糙老化、肤色黯淡，皱纹和色斑也会相继出现在脸上。

很多女性为自己的肌肤操碎了心，白天为了展现自己的光鲜亮丽，遮掩肌肤瑕疵，粉是铺了一层又一层。但要知道，外在的光鲜亮丽并不足以彰显你的内在气质美，浓妆艳抹也藏不住本来的气色。

现在我就将这些年的护肤美肌心得与大家分享一下，希望能够给朋友们以参考和借鉴。

美容养颜Yoga这样做

　　我常说，如果你便秘了，可能大家都看不出来，但当毒素入侵到皮肤，痘痘、色斑、暗沉的肤色就会让人一目了然，所以很多女人会说，我不怕便秘，但我怕便秘带来的皮肤伤害。

　　我鲜少有皮肤方面的困扰，这可能与我经常练习瑜伽有关，因为瑜伽中的一些动作可以让身体的血液循环加速，从而可以滋养面部细胞，令脸部得以长期保持滋润。瑜伽还能让我们放松身心，要知道轻松的心情对于美容也是很有帮助的。丈夫很喜欢我的眼睛，常称赞它们明亮有神，这也是瑜伽的功劳，因为练习瑜伽可以放松眼球，让眼睛更为灵动敏锐。

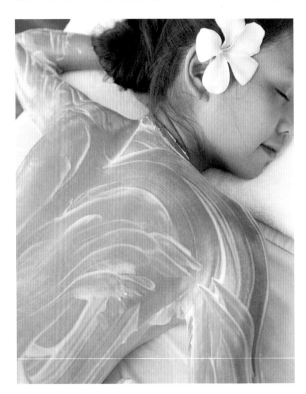

　　我每天都会找一个属于自己的时间和空间，或清新的早晨，或温暖的午后，或恬静的晚间，和自己最喜欢的瑜伽亲密接触。在赏心悦目、心平气和之中，瑜伽不仅改善了我的体质，身体得到了保养、肌肤恢复了生机，而且也放松了自我，心情获得了舒缓。我的很多朋友都说我这个家庭主妇做得一点都不"丢份儿"，肤质变得更好，天天都是红光满面的，整个看起来更年轻、更有活力了。

头顶基础式

　　每日清晨，朦胧的双眼刚刚睁开，昏昏欲睡的不清醒、肿胀纠结的皮肤、干燥无光泽的脸庞、皱纹横生的眼角，蓬勃朝气的年轻时光再也找不到，即便这样仍不可自暴自弃，趁孩子还在熟睡，抽点时间，站在清风徐徐的阳台上，舒展舒展筋骨、放松放松神经、滋养滋养肌肤。

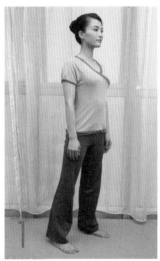

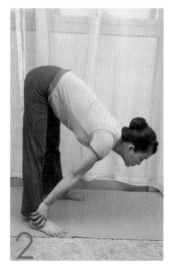

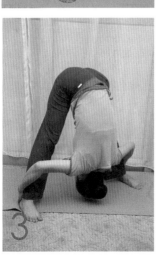

1 端正站立，双脚打开与肩同宽，双手自然下垂，两眼平视，深呼吸。

2 吸气，上身慢慢向前弯下，双手抓住脚踝，呼气。

3 尽可能弯到最大限度，双手抓住脚后跟，停留，深呼吸。此时要尽情享受身体放松、倒挂的感觉，并不停地告诉自己脸部现在正充满光彩。

4 缓慢还原，调整呼吸。

练习小叮咛

(1)倒挂时脸部肌肉和上半身要尽量放轻松，借助地心引力让身体自然下垂。

(2)上半身下弯的程度要量力而行，不可勉强，以免扭伤。

(3)高血压者、眼压过高者最好不要练习。

练习效果

这一组瑜伽动作早晨练习效果最佳，有利于强化脑神经，使大脑清醒，不再头昏、头痛等。对于皮肤出现下垂和皱纹现象也具有积极的改善作用，可帮助面部肌肤恢复红润光泽，改善气色。

狮子式

　　婴儿般粉嫩、饱满、细致、光滑、富有弹性的小脸蛋，人见人爱！人上了岁数，并不意味着我们就得是黄脸婆。十年婚姻生活，我一直秉持着要美丽的信念，努力地养颜、修身、养性。

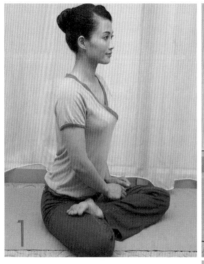

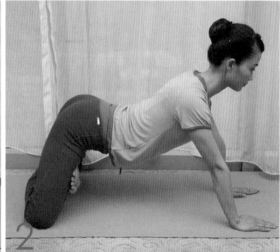

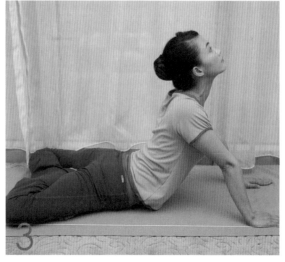

1 莲花坐姿，双腿盘坐。

2 双手放在膝盖前方，吸气，慢慢抬起臀部，双膝支撑，双手支起上半身，使上半身水平。

3 继续保持盘腿，腰部慢慢往下陷，上半身尽量向前伸展，下腹部尽可能贴近地面，头部上抬，调整呼吸。

练习小叮咛

⑴双腿盘不上去，也可单
腿盘坐。

⑵吐舌头时面部表情要尽
量夸大些，美容效果会更
明显。

练习效果

动作虽然不是很雅观，但
脸部肌肉会更紧实，有利
于改善皮肤松弛、下垂问
题，经常练习可常葆青春。

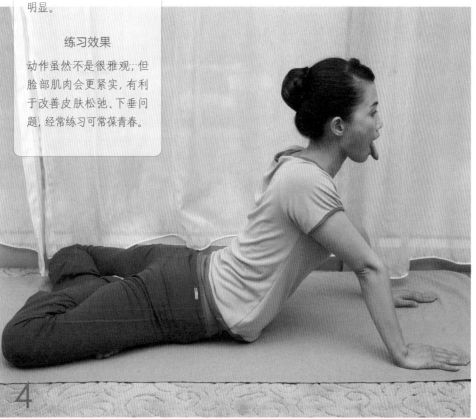

4

4 放下头部并收紧下巴，睁大眼睛，呼气，舌头尽量伸出，双目看着地面。此时把自己想象成一只狮子，感觉活力四射，尽管面部表情有点丑，但可感觉到自然紧实的脸庞。

5 呼气，收回舌头，用鼻孔吸气，还原。

轮　式

　　简单的家务劳作也会令人生厌，过度劳累伤肝、心情郁结损肝，长此以往皮肤变得暗沉、粗糙、毫无光泽，甚至留下岁月的痕迹，出现老化、松弛等皮肤现象。该做的日常劳作一点都不能少，但至少我们可以在入睡前放松一下自我，享受一下舒畅。

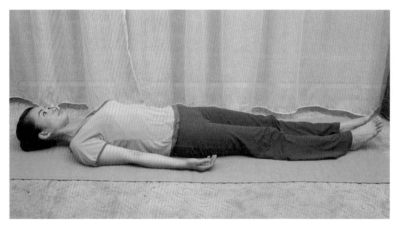

1 仰卧平躺，全身放松，深呼吸。

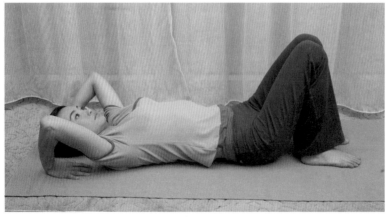

2 弯曲膝盖、手肘，两手手掌反掌平放于两耳朵旁。

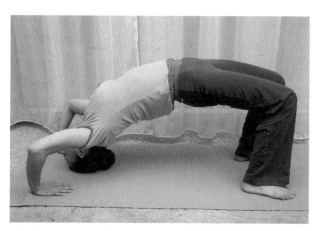

3 吸气,身体离地,臀部和腰部上抬,头部顶于地面,
呼气。

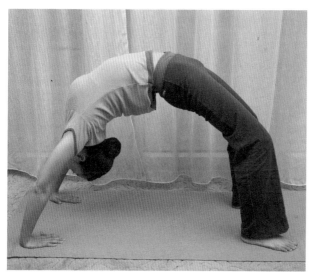

4 吸气,双手、双脚用力向上撑,腰部和胸部悬空,犹如车
轮,呼气,停留数秒,深呼吸,暗示自己:腹部拉平了,全
身美白了,气血活络了。

5 还原,调整呼吸。

顶峰式

　　夫妻就像一盘菜，时间越久反而容易失去营养，还会影响新鲜的口感。要想促进夫妻感情，增进家庭和睦，让丈夫见证变美丽或常葆青春的过程也是件浪漫的事儿。我就经常会让丈夫陪我做运动，哪怕他什么也不做，甚至看都不看，只要在身边，那也是件幸福的事儿。下面这套瑜伽动作，如果你有点吃力，不妨让丈夫从旁协助。

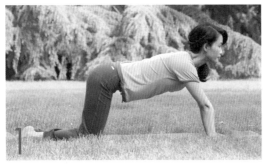

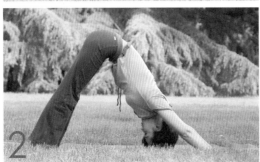

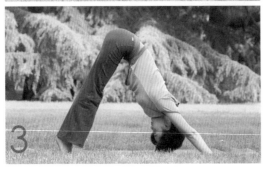

练习小叮咛

　　(1) 练习时不要屈膝、弓背，一定要保持上身挺直，腿部也要伸直。
　　(2) 练习熟练后可以头顶点地、脚跟着地。

练习效果

　　这套瑜伽动作有利于改善面部的血液循环，使面部更红润、富有光泽；还可锻炼到腿部的肌肉和神经，有助于美化腿形。

1 跪坐在脚跟上，双手放在身体两侧，挺直背部，抬高臀部，上半身前倾，两膝着地，两手支撑上身。

2 吸气，伸直双腿、双臂，脚跟上抬，臀部尽量升高，并保持背部挺直。

3 头顶、脚跟着地，伸展整个后背和腿部肌肉，双臂与背部尽量保持一条直线，头部自然下垂，放在两手臂之间。停留数秒，调整呼吸。此时充分感受能量在身体内的流动，不断地暗示自己：我的脸庞越来越红润、有光泽！

美丽瑜伽暖身式

　　局部美不是真的美，全身美才是真的美。过了爱做梦的年纪，人总得现实些，连孩子都喜欢漂亮妈妈，又有哪个男人不喜欢美丽的妻子呢！都说女人要持家有道，我认为身材和容颜也应该是女人要精通的持家之道，有哪一套瑜伽可以将美丽容颜与曼妙身材兼顾呢？

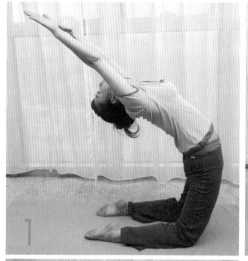

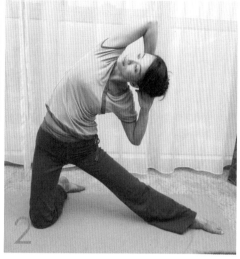

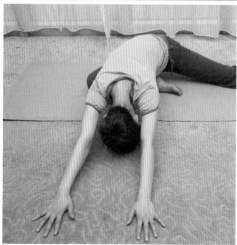

1 **骆驼变形式：**双膝跪地，双腿稍稍打开，吸气，同时将双手上举；呼气，上身尽量后仰。停留数秒，调整呼吸。

2 **摇摆变形式：**吸气，上身恢复原状，双手交叉放在头后部，左腿向左侧伸直，脚尖指向左侧；呼气，上身向左倾倒，右腋下尽量伸展。停留数秒，调整呼吸。

3 **单腿开展前屈式：**吸气，上身恢复原状，弯曲右腿，坐下，手掌放在前方地面上，呼气，向前弯曲上身，双手向前伸展，直至头点地。停留数秒，调整呼吸。

4 云雀变形式：吸气，上身恢复原状，身体转向左侧，身体重心放在左脚脚跟上，右腿向后伸直；手指交叉翻面，呼气，双手上举，上身向后仰。停留数秒，调整呼吸。

5 右腿后伸变形式：吸气，上身恢复原状，右膝竖起，右手放在右膝上，左手侧平举，抬至肩的高度；呼气，上身向左转。停留数秒，调整呼吸。

6 站立前屈变形式1：吸气，上身恢复原状，双手与右脚贴地，并排在一条直线上，腰部抬高；呼气，上身前屈，慢慢地靠近右腿直至靠上。停留数秒，调整呼吸。

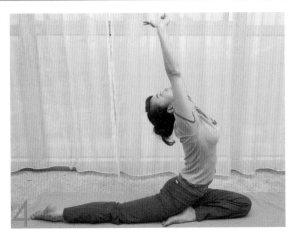
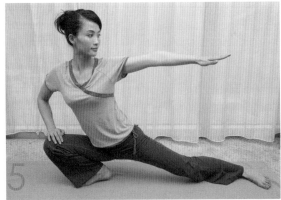
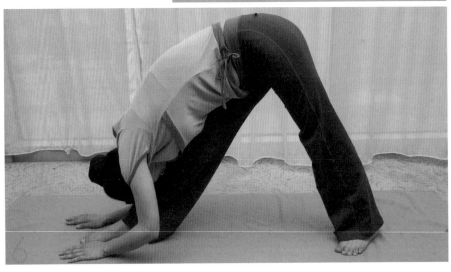

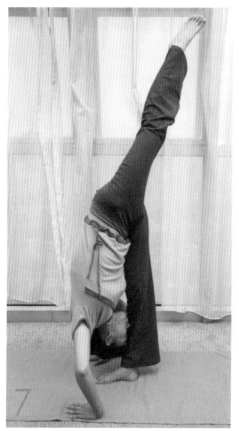

练习小叮咛

(1)以上所有动作都请尽力而为,切不可
急功近利而造成软骨组织受损。

(2)每一步动作都要与呼吸紧密结合,以
免调息不匀而损害脏腑器官。

(3)高血压或眼压过高者均不宜练习。

练习效果

这是一套集美容、健美、强身于一体的
瑜伽暖身操,可满足爱美女性的多种需
求。首先,抬胳膊、伸腿、挺胸、弯腰、屈
膝、转腰等有利于舒展筋骨、缓解疲劳、
矫正不良姿势,改善坐骨神经痛、脊椎侧
弯、植物神经失调等症状;其次,这一套
完整的美丽瑜伽操,可使胸部坚挺、腿
部修长、腰部纤细、腹部平坦、背部直
挺等,并可改善全身血液循环,有利于
美白肌肤、缓解肌肤老化等。

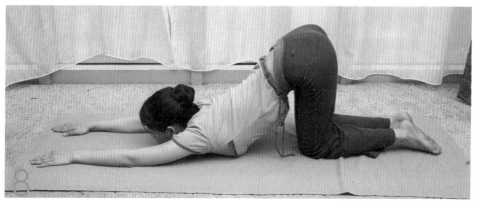

7 站立前屈变形式2: 吸气,保持上一步姿
势;呼气,抬高左腿至与地面垂直。停留
数秒,调整呼吸。

8 胸部贴地伸展式: 吸气,右腿放下,双手
放在前方地面上;呼气,滑动双手,伸直
背部与颈部。停留数秒,调整呼吸。

吃出美肌来

俗话说："民以食为天。"在吃这方面，我从来不会委屈自己这张嘴，常被丈夫戏谑为"吃货"，但我并不是什么都吃，吃要吃得营养、精致、环保、养生，尤其是信奉"食以安为先"这句话。特别是现在，年龄也大了、新陈代谢也慢了、身体素质也走下坡了、皮肤也越来越差了、皱纹也开始出现了，种种迹象显示，我的青春小鸟一样不复返了，这让我惶恐不安，对饮食的要求更加严苛了，曾经钟爱的路边摊或街边小吃再也不敢碰了，一些对皮肤有刺激作用的食物也都敬而远之。现在就我所知道的刺激性物质总结如下表，千万不要多吃，可是很伤皮肤的。

绝对不吃的毁容食物小清单

毁容食物	毁容指数	毁容因由
韭菜、韭黄	★★★☆	对皮肤有刺激作用，吃多了不易消化，皮肤表面易产生"垃圾"。若想吃味道重的菜，不妨吃些香椿
辣椒	★★★★☆	会刺激皮肤，生痘痘，少吃为妙。若馋辣椒，还是用青椒调剂吧
煎、炸、烤类食物	★★★★★	易上火，皮肤易长痘，不利于毒素的排出，会使皮肤变得更加暗沉，甚至会使黑色素沉积。另外，这类食物易囤积脂肪、易致癌，对健康有害无利
雪糕、糖果、巧克力、烘脆的面粉类食物	★★★★☆	带走皮肤需要的水分，使皮肤显得衰老
咖啡、茶	★★★☆	含咖啡因的食物会引起精神紧张，使人易衰老
蚧类	★★★☆	比如蚝、蚬、虾、蟹中的碘含量高，容易使人的皮肤出现红疹及瘙痒
加工食品	★★★★★	无营养且热量高，会肌肤面临炎症问题
感光蔬菜	★★★★☆	这类食物一般富含铜、铁、锌等金属元素，可直接或间接增加酪氨酸、酪氨酸酶和多巴胺醌等物质在人体内的数量与活性，从而使皮肤更容易受到紫外线侵害而变黑或长斑。一般含有辛辣气味或特殊气味的蔬菜大都属于感光蔬菜；表面发亮的水果大部分也是感光的。代表食物如红薯、土豆、菠菜、韭菜、芹菜、香菜、白萝卜、豆类、柠檬、木瓜、青瓜等。如果想吃建议尽量在晚上食用或食用后避免日晒

除了这些不吃的食物，我也有一份经常食用的护肤养颜食物清单，利用这些食物特有的的护肤美颜功效，烹制出各种精美的特效美容餐。

常吃的护肤养颜食物清单

食物	富含营养素	美颜功效
猪蹄	胶原蛋白	能增强皮肤组织细胞的储水功能，防止皮肤过早褶皱，恢复肌肤弹性、延缓皮肤衰老
黄豆	亚油酸、蛋白质	能防止肌肤老化、抑制皮肤细胞中黑色素的沉积与合成
木瓜	维生素C、胡萝卜素、蛋白质	能促进新陈代谢，排毒、抗老化，增加皮肤弹性，改善肤质
黑芝麻	维生素E、B族维生素、蛋白质、甘油酯	能防止过氧化脂质对皮肤的伤害，中和细胞内有害物质的集聚，预防各种皮肤炎症；养血、排毒，令肌肤细腻、光滑、红润、富有光泽
荔枝	多种维生素	能促进微细血管的血液循环，使肌肤细腻、光滑、红润，防止雀斑的产生
圆白菜	水分、维生素C、维生素E	能补水、改善干燥肌肤，恢复肌肤的水润、弹性、延缓肌肤衰老
核桃	维生素E、亚油酸	能提高肌肤的生理活性，恢复肌肤弹性、延缓肌肤衰老
长叶莴苣	维生素A	可促进细胞代谢
西蓝花	维生素A、维生素C、胡萝卜素	能增强皮肤的抗损伤能力，有助于保持皮肤弹性
西红柿	番茄红素	可保护皮肤中的胶原，使之不易剥落，并能防止出现黑眼圈
胡萝卜	胡萝卜素	有助于维持皮肤细胞组织正常机能、减少皮肤皱纹，刺激皮肤的新陈代谢、保持皮肤润泽细嫩
草莓	维生素C	可促进胶原纤维生成，使皮肤光滑有弹性
苹果	苹果皮中的抗氧化剂槲皮素	可保护皮肤免受短波紫外线的伤害
猕猴桃	维生素C	可干扰黑色素生成，预防色素沉着、保持皮肤白皙，并有助于消除皮肤上已有的雀斑等斑点
杏仁	维生素E	能抑制皮肤衰老，防止色素沉着
核桃	α亚麻酸	可滋润皮肤，保持皮肤弹性
全谷食物	抗氧化剂	对保护皮肤具有重要作用
鸡蛋	叶黄素和玉米黄素	可使人体抵抗紫外线能力提高4倍
牛奶	优质蛋白质、维生素、多种矿物质	能改善皮肤细胞活性，有延缓皮肤衰老、增强皮肤张力、消除小皱纹等功效
蜂蜜	氨基酸、维生素、糖类	可使皮肤红润细嫩，有光泽
三文鱼	ω-3脂肪酸	能消除损伤皮肤胶原及皮肤保湿因子的生物活性物质，防止皱纹产生，避免皮肤变得粗糙
海带	多种矿物质、碱性食物	能调节血液酸碱度，防止皮肤过多分泌油脂

特效养颜食谱推荐

三文鱼奶油浓汤

材料:

三文鱼600克,蘑菇100克,胡萝卜80克,香水芹菜、洋葱各50克,西红柿1个,香菜10克,黄油15克,面粉30克,淡奶油50毫升,白兰地酒、盐各2.5克,鸡精、白胡椒粉各1.25克。

做法:

1. 胡萝卜、洋葱切小块,蘑菇切片,西红柿切大块,香水芹菜及香菜切小段,将三文鱼肉切成片。

2. 锅内放入黄油一块,小火溶化成液态,加入胡萝卜块,洋葱块炒出香味。

3. 加入面粉炒至变黄色。淡奶油加500毫升清水,一起倒入锅中,大火煮开后小火煮5分钟。

4. 加入蘑菇片煮约3分钟,加入西红柿、白兰地酒、盐、鸡精及白胡椒粉。

5. 加入三文鱼片,煮至鱼肉变色(约2分钟),加入香水芹菜段及香菜段即可。

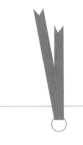

美颜功效

本品既能提高丰富的不饱和脂肪酸、膳食纤维、抗氧化成分;还可以促进皮肤的新陈代谢、抗衰老,经常食用可以使皮肤保持润滑细嫩。

哈密瓜酸奶饮

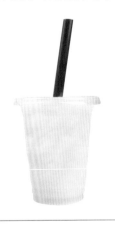

材料:

哈密瓜约150克,原味酸奶200毫升,果糖少许。

做法:

1. 哈密瓜去籽、去皮后切块备用。

2. 将所有材料放于榨汁机中榨汁,即可饮用。

美颜功效

哈密瓜中富含的维生素A及维生素C都是养颜美容的佳品,维生素A让皮肤水嫩,维生素C让皮肤白皙有弹性。此外,它还能帮助皮肤抵抗紫外线的伤害。因此,这是一道美味的保养品。

莴苣甜椒西红柿沙拉

材料：

莴苣(或罗曼生菜)150克，西红柿1个，小黄瓜半根，黄色甜椒、洋葱各半个，橄榄油、黑胡椒少许，和风酱适量。

做法：

1. 先把莴苣(或罗蔓生菜)剥好洗净，切片备用。
2. 西红柿洗净，切块，备用。
3. 洋葱洗净，剥皮切丝，备用。
4. 甜椒洗净，切丝，备用。
5. 小黄瓜洗净，斜切片状，备用。
6. 将所有材料放于沙拉盆里，加入少许橄榄油搅拌后放于冰箱中。
7. 食用前淋上些和风酱汁、少许胡椒，即可食用。

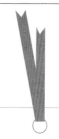

美颜功效

莴苣中含有丰富的β－胡萝卜素及维生素A，能帮助干涩的皮肤恢复水润；甜椒及西红柿的维生素C含量相当的高，能帮助皮肤合成胶原蛋白，使皮肤白皙有弹性。这是一道低热量的美容沙拉！

草莓葡萄柚汁

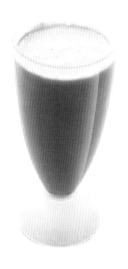

材料：

草莓100克，葡萄柚半个，蜂蜜少许，温开水100毫升。

做法：

1. 草莓洗净去蒂头备用。
2. 葡萄柚洗净剥皮并去籽，剔除里面的薄膜，切丁备用。
3. 材料全放入榨汁机，搅拌均匀后即可饮用。

美颜功效

草莓及葡萄柚都富含维生素C，可使皮肤白皙有弹性，而且能抵抗阳光对肌肤的伤害，这是一杯滋味酸甜的保养品。

护出美肌来

浑然天成的美肌不是每个人都能幸运地生来就拥有的，大部分还是要靠自己用心养护才能得来。

很多人都有这样的误区，认为大量使用美肌护肤的高档产品，就能获得优质肌肤，于是常让去国外的朋友捎带昂贵的国际大品牌护肤品，甚至不惜亲自去韩国、日本、法国等著名化妆品产地购买，我也曾如此。走一段弯路后，我才明白，每个人的肤质是不一样的，获得别人好评的未必适合自己，应该先了解清楚自己的肤质，然后根据自己的肤质选择固定的护肤品，一直使用，这样效果才会更好。

当然，美容护肤品虽然能提升肤质，但我们并不能完全仰赖它、迷信它，还需要自己用心地养护皮肤。常言道，世上没有丑女人，只有懒女人。很多女人忙了一天了，稍微有点休息时间就躺在床上不想动。一天天过去，直到肌肤出现了问题，才意识到护肤的重要。除了用护肤品，现在我也研究出了一套自己的肌肤养护方案，你还在等什么？快点和我一起美丽护肤吧！

洗脸，你做对了吗

尽管我们从小就天天洗脸，但我从来不将这看作是一种小事，而是每天都认真地将其作为一件大事，细致操作。

以下错误的洗脸方式你占了多少？

1. 用热水洗脸，认为热水能促进脸部的血液循环，事实恰恰相反，热水会蒸发掉肌肤水分，让肌肤更紧绷

2. 洁面乳直接涂抹在脸上揉搓，认为这样省时间，但这样做由于没有泡沫的保护会损害皮肤的角质，让皮肤越来越脆弱

3. 去角质时，常先去完角质再洗脸，认为这样更能去除油污，结果油污和细菌反而被揉进了毛孔中

4. 一天能洗好几次脸，认为洗脸次数越多越干净，殊不知这样反而会让皮肤干燥、失去润泽、没弹性，甚至还会出现皱纹

可见，洗脸方式不正确、洁面不净可以导致很多肌肤问题出现，我觉得美容第一步当属清洁肌肤，涂抹洗面奶、温水洗脸、按摩面部，这都是最基本的方式，还远远达不到彻底洁肤的标准。那么，具体应该怎样正确洗脸呢？

洗脸要恰到好处

洗脸看似简单，却大有学问。首先，脸要洗干净，否则易长痘、毛孔会变大、色素易沉淀。一般情况下，彻底洗净脸上的脏东西要持续3分钟。我皮肤的角质层比较薄，洗脸时间长会有刺痛感，所以我只洗2分钟。洗脸时，我会直接用皮筋将刘海扎起来，以免影响洗脸。洗脸时应从额头开始打圈，然后是鼻翼两侧、下巴，最后两颊；还需要注意耳朵旁、脖子处的清洁。为了彻底洗净脸，一般我会借助洗脸棉、粉扑等工具。但洗脸棉因人而异，毛孔较粗的朋友，每周用3次左右；毛孔较细的朋友，则每周用1次足以。粉扑用于清洗T形区域更适合。若是黑头较为明显，我会用细纤维的眼镜布，蘸洗面奶，揉搓鼻头与鼻翼两侧。

洗脸要干净，但不可过分清洁肌肤，以免皮肤失水过多、角质层被破坏。每天早晚各洗1次即可。若油性肤质的朋友或夏季出油较多的朋友，中午可以用洗面奶多洗一次。

洗脸六大步骤

Step1：温水湿润脸庞

　　洗脸不能省事，冷水直接洗脸易伤害皮肤，产生细纹；而特别热的水洗脸并不能去除表面的油垢或污垢，反而会加快皮肤底层水分的流失。唯有温水才可保证皮肤毛孔充分张开，又不会使皮肤自带的天然保湿油分丢失。

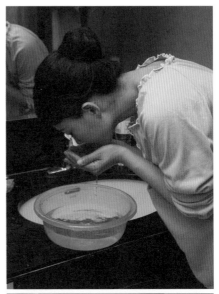

Step2：洁面乳充分起沫

　　洁面乳不在乎品牌，不在乎贵贱，用量也不需要太多，但一定要记住，在往脸上涂抹之前要先把洁面乳在手心充分揉出泡沫来。这一步非常重要，直接关系到清洁效果。若洁面乳未充分起沫，不仅清洁效果不佳，还易残留在毛孔内而引起青春痘。

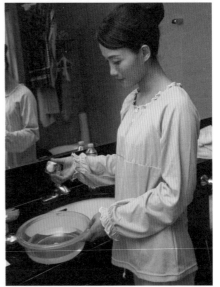

Step3：轻轻按摩

待洁面乳充分起沫，将泡沫涂抹在脸上，轻轻打圈按摩，约15下，使泡沫遍布整张脸。按摩力度不宜太大，以免产生皱纹。

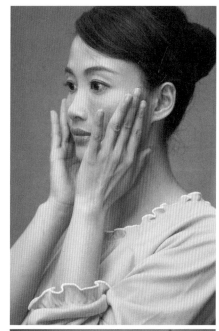

Step4：清洗洁面乳

洁面乳按摩完毕，即可清洗，可用湿润的毛巾轻轻在脸上按，反复进行几次，彻底清洗掉洁面乳。此时不可用毛巾用力擦洗，这样非但洗不干净面部，还会伤害娇嫩的肌肤。

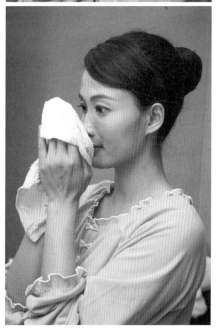

Step5：检查发际

清洗完毕并不意味着洗脸完成，这时可以照照镜子，检查一下发际周围有没有洗干净，特别需要检查是否有残留的洁面乳，以免发际周围长痘痘哦！

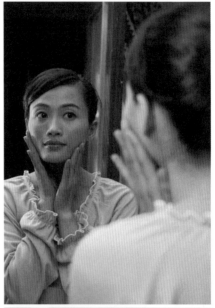

Step6：冷水撩洗

为了使毛孔收紧，促进面部的血液循环，我会比别人多一个步骤，双手捧起冷水撩洗面部，然后用蘸了冷水的毛巾轻轻擦干并敷面部。

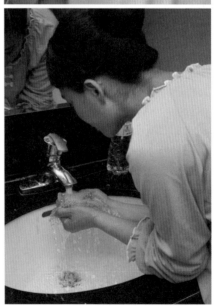

洗完脸，照照镜子，你会发现脸上的皮肤光洁白嫩了许多，长期坚持，你会发现自己的肤质在慢慢改善，肌肤变得白皙、光泽、水嫩，皱纹都变少了。

高效护肤24小时时刻表

护肤是一项持久战，三天打鱼两天晒网是不能完成肌肤完美蜕变的，一时的偷懒很可能会拖美肌的后腿。我始终认为，养护肌肤要从细节做起，无论是繁忙的职业女性，还是相对压力比较小的全职太太，都不要应付了事，要每时每刻都要将护肤放在心上，我特别制定了居家护肤、办公室护肤24小时操作时刻表，希望能够给大家提供帮助。

居家护肤24小时

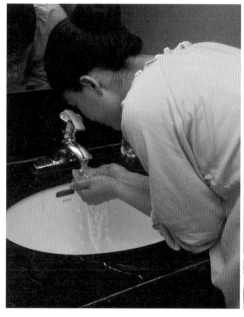

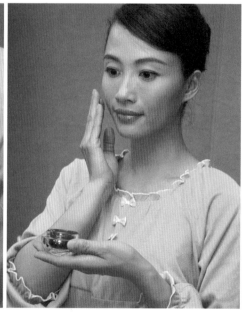

1 7:00 **起床、洗脸**：起床后的头等大事——洗漱，包括刷牙、洗脸。洗脸前先洗手，然后用上述洗脸方法正确洗脸。夏季油脂分泌更旺盛，洗脸要下更多的工夫。洗漱之前，我还会特别喝一杯温开水，以促进新陈代谢，给沉睡了一晚的肌肤补补水，注入活力。有时觉得白开水索然无味，便会用10~20颗红枣泡水，温服，效果更好。

2 7:10 **基础保养**：洁面后，用爽肤水滋润皮肤，然后涂抹日霜、眼霜等，用于隔离紫外线、彩妆、脏空气等的污染，对皮肤产生防护作用。我习惯化淡妆，在化妆前会涂抹一层薄薄的具有保湿功效的隔离霜，以锁住水分，使妆容更持久。

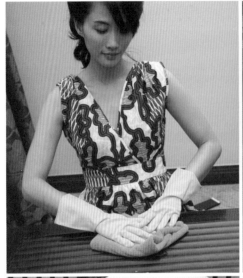
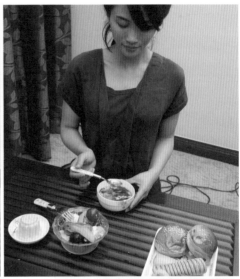
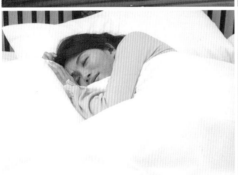
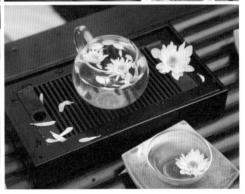

3 10:00 家务、护肤两不误：在家里择菜、洗菜、切菜、擦餐桌，为午餐做准备。边干着简单家务，边喝着柠檬水。要记得戴手套，给肌肤美白、补水的同时也别忘了呵护你的双手。

4 12:00 护肤尽在午餐里：一个人的午餐简单又富有营养，炖碗汤滋阴养颜、炒个豆制品排毒养颜、拌个蔬果沙拉营养肌肤。

5 13:00 午睡一会儿，给肌肤充充电：午餐过后，小憩一会儿，让疲累了一上午的肌肤得到放松，让暗沉、无光泽的倦容得到休息，让肌肤重新恢复活力。

6 15:00 泡壶花草茶，肌肤美如花：午睡醒来，香气怡人的花草茶沁人心脾，花容月貌尽在一盏清茶之中。玫瑰花茶，令肌肤白里透红；茉莉花茶，令肌肤娇嫩润泽；菊花茶，令肌肤雪白无瑕；薰衣草茶，令肌肤活力健康。

7 **18:00 清爽晚餐，让肌肤排排毒：**
晚餐不宜吃得太油腻，也不宜吃得太多，以免肌肤负荷过大而影响肌肤健康。我喜欢做些清爽、营养、易消化的食物当做晚餐，如素炒西蓝花、黑木耳炒芹菜、鱼末滑蛋、炝炒圆白菜等，给肌肤排毒、给肌肤注入营养，让肌肤不受累。

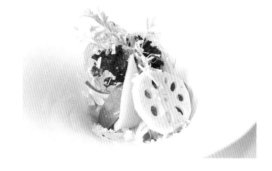

8 **20:00 闲聊配红酒，润泽肌肤：**晚饭过后，一家三口围坐，孩子在玩游戏，夫妻二人在闲聊，举杯共享美好时刻，这一刻是那么的其乐融融。肌肤在红酒的润泽下更加红润、光泽、富有弹性，还有助于睡眠，为肌肤恢复活力奠定基础。

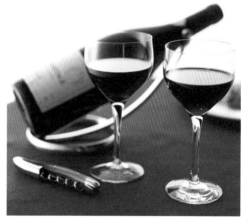

9 **21:00 沐浴、敷面膜，全身心放松：**
临睡前泡个澡，可以滴入几滴精油，会使身心放松、帮助睡眠，美容养颜的功效更加显著。洗澡后，趁着面部毛孔已打开，赶紧敷个面膜，让肌肤水润、美白。

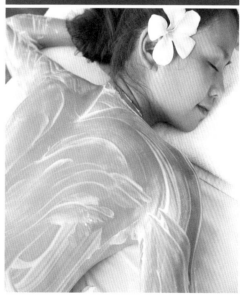

10 **22:00 早早入睡，早早美容：**作为家庭主妇，第二天早晨给家人准备早餐是非常重要的工作，晚上早点睡觉也是比较重要的美容计划。此时，别管老公是否还在忙工作，你只管睡自己的，别耽误自己的美容觉哦!

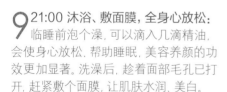

办公室护肤24小时

我认为上班族比家庭主妇更需要保湿补水，即便工作再忙，也不要忘了给肌肤补水，这样可以大大提升肌肤的透明度、紧实感，也会控制油脂的分泌，改善肤质。

1 **8：50 保湿喷雾，肌肤补水**
办公室的空调环境封闭、干燥，肌肤整天都会处于缺水状态，这时，保湿喷雾显得相当重要，可以及时地给肌肤"解渴"。当然，适当喝水是最关键的，别忘了在一天的工作时间里饮6~8杯水。刚到办公室，稍事休息，倒杯温开水，给肌肤喷喷保湿喷雾，让肌肤得到及时补水。可以准备一瓶自制的保湿喷雾，将玫瑰精油用蒸馏水稀释，营养又实用。

2 **12：00 控油和防晒两不误**
夏天紫外线指数会非常高，为避免过度的紫外线对皮肤的伤害，外出午餐时一定要注意防晒，太阳伞、遮阳帽、防晒霜一个都不能少。若是油性肤质还要用吸油纸吸掉多余的油脂，保持皮肤的干净清爽。午餐宜多吃一些富含胶原蛋白的食物，如鱼肉、猪蹄等，以滋润肌肤，使肌肤变得充盈、润泽、有弹性。辛辣食物，如咖喱，一定要拒绝，以免水分大量流失而损害皮肤。

3 **14:30-15:30 抗氧化、防辐射最重要**
上班期间，我们需要待在电脑面前，肌肤受到的辐射时间长，水分缺失也比较严重，肌肤更容易氧化、老化。这时我们不妨吃些苹果、猕猴桃等新鲜水果，并用保湿喷雾喷喷嘴角、眼角、眉间等极易干燥的部位，给肌肤补充养分与水分。

4 **17:00 大鱼大肉不如回家喝汤**
工作结束，收拾心情，没有非去不可的应酬，就早点回家，煲一锅瘦身滋补汤，赶走疲

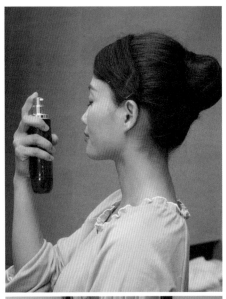

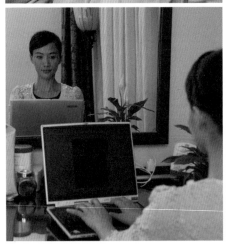

劳,补充营养,保持苗条身材,保养娇嫩肌肤。

5 20:00 卸妆,还我"清白"

彻底卸妆是肌肤护理的重要一步,也是第二天完美上妆的准备工作。无论你有多累,顶着大花脸睡觉是万万不可的。洗净双手、擦干,取卸妆产品,用食指与中指螺旋状轻轻涂抹于面部,使卸妆产品彻底渗入肌肤,然后用化妆棉或纸巾轻轻敷在皮肤上,稍稍按压以更好地吸收残妆,然后迅速移开,最后用温水彻底清洗。当然,面部卸完妆,别忘了颈胸部的皮肤也需要彻底清洁哦!

6 23:00 睡个美容觉,让肌肤休息

晚间脏腑器官需要休息,肌肤也需要养精蓄锐,在细胞分裂、修复的高峰期到来之前,早早入睡,让肌肤充分休息,使其恢复活力、修复损伤、完美肌体。

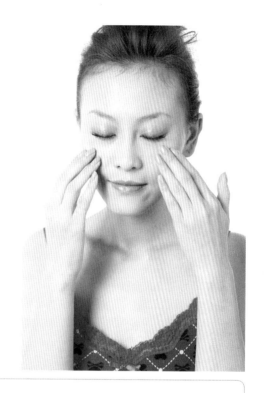

肌肤的作息日程

皮肤有自身的"作息制度",保养肌肤需要选择合适的时间,让肌肤高效吸收,让护肤事半功倍。

6:00-8:00　　激素分泌增多,脑垂体分泌的生长激素量减少,人体蛋白质合成受到抑制。此时可以喝杯水,促进新陈代谢。

8:00-12:00　　肌肤代谢旺盛,皮肤的活力与功能逐渐达到高峰,吃美肌早餐、涂抹护肤品,帮助营养成分高效吸收。

12:00-15:00　　肌肤产生疲倦感,皮肤血液循环不畅,对护肤品的吸收力减弱。按摩肌肤,给肌肤补水更为重要。

15:00之后　　皮肤组织的含氧量升高,皮肤对营养物质的吸收力增强。此时适宜美容护肤,不妨到美容院享受肌肤SPA。

20:00-23:00　　肌肤对外界刺激的抵抗能力减弱,面部神经末梢开始疲劳,眼周易出现水肿。此时不宜多喝水,最好不要吃东西,做面膜、按摩肌肤更合适。

23:00-次日5:00　　细胞生长与修复最为旺盛,细胞分裂加速,肌肤需要充足的睡眠。

唇、齿、眼同样要保养

　　女人有一双漂亮的眼睛可以增加自己的神韵、光彩和灵气。尤其是到了我这个年龄的女性，眼周皮肤会变得越来越干燥，小细纹也会出现，我觉得眼霜与眼膜都有些贵，于是我常用化妆水或乳液来代替。可选择抗衰老的化妆水或质地较为轻柔的乳液，将它们倒在化妆棉上，浸透，然后贴敷在双眼上即可。这一方法既补水又抗皱，经济又实用。

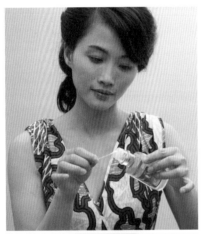

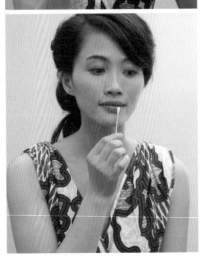

　　五官之中最性感的当属嘴巴，所以每周还应该给嘴巴美容。周末或节假日，除了给脸美肌外，我还会在洗脸时顺便用热毛巾捂一下嘴唇，这样嘴巴上的死皮就会软化。然后用橄榄油、蜂蜜、白糖各1小勺搅匀，用棉签蘸取混合物，涂抹于嘴唇上，用手轻轻地揉揉白糖颗粒，嘴巴上的死皮即可全部去掉。蜂蜜和橄榄油还可以滋润嘴唇。然后用湿纸巾擦干净，双唇就会变得又润又嫩。

　　牙齿美白也是美肤的重要任务。日常生活中，我会将草莓切片，然后在牙齿上来回摩擦，以便去除牙齿表面的污渍。这一方法当然不能用来代替每天的刷牙，但能有效地去除难看的咖啡渍、茶渍。

意想不到的日常护肤小锦囊

　　我私家珍藏的美肤秘籍大放送，有很多可能都是小伙伴们意想不到的小妙招，试一试说不定你也能获得奇佳的美肤效果。

1 饭团洁面
　　蒸好的米饭捏一小团，在脸上轻揉翻滚，可把脏东西都带走，令皮肤嫩滑细腻。

2 刷子洁面
　　洗脸时，若用一支软毛刷轻轻擦脸，可去除死皮，避免污垢堵塞毛孔。手法一定要轻柔，以免伤及你的脸。

3 婴儿油去黑头
　　有了宝宝之后，婴儿油是必不可少的家中必备品。它的主要成分是矿物油，可溶解黑头的油脂成分。平日里，我洗脸后会用婴儿油按摩鼻子上的黑头，大约半小时后，手指会感觉到有一些小颗粒，这其实就是黑头的油脂被按摩出来了，然后用洁面纸擦掉，接着按摩。这样保养过之后，你会发现鼻子处的黑头少了不少，皮肤变得细腻、光滑了。

4 丝质枕头防皱纹
　　睡觉时若长期朝着一个方向侧卧，脸被埋在枕头里，眼睛周围会很容易被挤出皱纹，而丝质枕头光滑顺溜细致，不会摩擦皮肤，起床后脸上也不会有挤压纹。

5 嚼口香糖美肤
　　日常生活中，嚼口香糖有助于减少面部皱纹，并使面色红润。若不喜欢嚼口香糖，也可嚼嚼甘蔗、苹果等。为使两边脸平衡，嚼东西时要两侧轮流嚼。

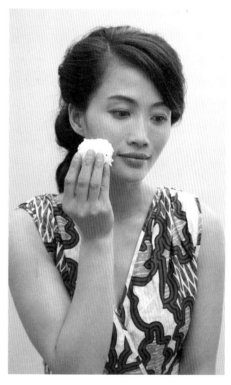

6 菠萝汁洁面
　　菠萝里富含酶，可有效去除肌肤上的污渍。日常生活中，我会用手或化妆棉蘸取菠萝汁，然后在脸上轻轻按摩，可起到绝好的洁肤效果。

7 按摩肌肤，击退水肿
　　昏睡一晚，第二天起床脸部与双眼易水肿。我有一套按摩操，可快速消肿、舒缓神经。

Step1：

将双手搓热，掌心轻敷于双眼上，默数10个数。

Step2：

用食指、中指和无名指轻轻点按眼睑，促进眼霜的吸收。

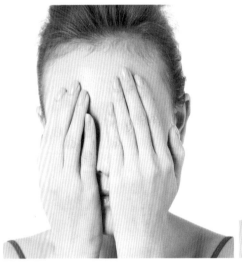
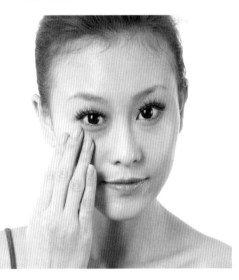

Step3：

用食指、中指和无名指沿着下眼眶，按照眼角到眼尾的方向，轻轻按摩3次。

Step4：

拇指或食指置于眼角，按照眼角至眼尾的方向轻轻按摩上眼睑，最后重力按压太阳穴，反复操作3次。

Step5：

双手的中指和无名指分别放在上下眼睑处，由靠近鼻梁处轻轻滑到太阳穴，反复操作3次。

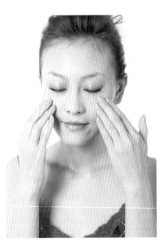
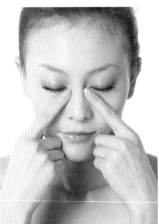
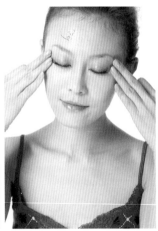

Part 5

子宫、
卵巢、乳房，要给自
己最贴心的守护

要知道，子宫和卵巢是女人内分泌的调节器，而内分泌平衡则是女人保持美丽的基础。乳房不仅要"挺美"，还要"挺好"，要在以健康为基础的前提下，塑造美型感。我身边有不少小伙伴稍微对胸部有那么一点点不满，就去进行胸部整形，虽然术后看起来型美又有质感，但我也只是饱饱眼福，并不羡慕，因为一旦出现风险和后遗症可能是自己无法承受的。

我一直主张用养护的方式来慢慢调整身体的不足，这样既没有健康风险，又能达到预期的目的。

所以，女人们，多用爱来呵护自己的子宫、卵巢、乳房，你能够做到胸部曲线美与健康美并存！

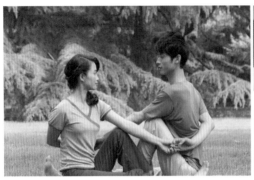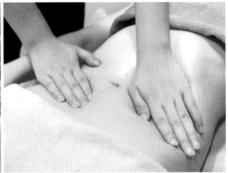

呵护子宫、卵巢、乳房
Yoga这样做

女人的磨难比男人多，不仅每个月要承受生理期的折磨，还要承受孕育之苦痛，所以女人一定要学会爱自己，呵护好自己的身体，子宫、卵巢、乳房更是养护的重中之重。

当有一天对着镜子，发现脸上皮肤明显不像从前那般细腻、白嫩、富有弹性，痘痘和色斑也开始层出不穷地出现，头发变得干枯、爱分叉，乳房也变得干瘪、下垂，每个月都会按时来的"好朋友"，也开始隔三差五地推迟或提前，还有没完没了的潮热、冒汗，精力也不再那么充沛，整个人似乎进入了提前衰老状态。出现这些情况，大致可以判断子宫、卵巢老化了，使得雌性激素分泌减少所致。

如何使我们的子宫、卵巢、乳房保持健康、年轻化，是我们需要用心研究的课题，在瑜伽中有很多能够锻炼到它们的体式，我们可以经常练习，有利于调节内分泌，改善容颜，延缓衰老，让青春常驻。

伏地挺身猫式

　　美好的一天，从美丽体态的瑜伽开始吧！清晨时分，从酣睡中睁开朦胧的双眼，不用下床，像只趴在地上的小猫似的练习瑜伽，让整个人舒展开来，勾勒出上半身的完美曲线，塑造出丰满健美的乳房。你也可以下床来练习，清晰地感受身体曲线的完美变化。产后3个月的女性也可以锻炼，有利于子宫恢复，滋养卵巢，调节内分泌。

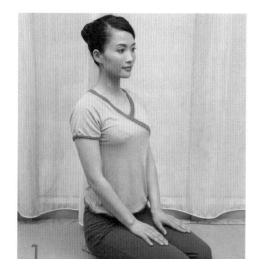

1 跪坐在后脚跟上，深
呼吸。

2 臀部离开后脚跟，双
手置于前方，打开比
肩稍宽。

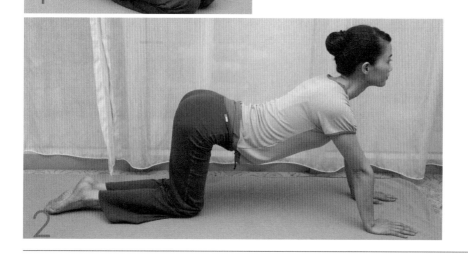

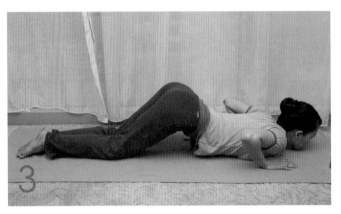

3 吸气，手肘弯曲，双手臂支撑身体，胸口慢慢下降，但不要
着地，呼气，停留数秒。此时，意识集中于胸口或手臂上。

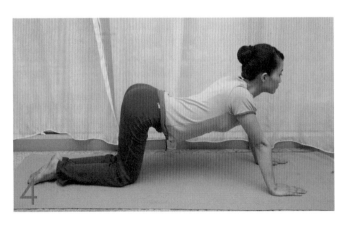

4 吸气，手用力撑起上身，上下反复练习5次。还原，放松全身，
调整呼吸。

练习小叮咛

(1)上下起伏时要保持呼吸
顺畅。
(2)上半身下降时不要使胸口
着地，这样美体、丰胸的效
果会更明显。

练习效果

这套瑜伽动作有利于促进
上半身气血循环畅通，强化
手脚，预防手臂粗大，锻炼
腰背，美化身体曲线，尤其
可健美丰胸，滋养卵巢，改
善月经不调、痛经等不适。

海虾式

　　工作休息之余，你可以站起来活动活动，前俯后仰的瑜伽动作有利于锻炼子宫、卵巢，
近似扩胸的瑜伽动作则有利于塑造胸部曲线、解除胸口郁闷。

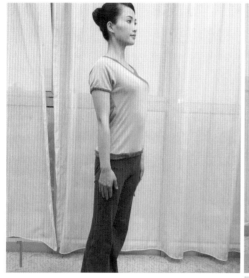 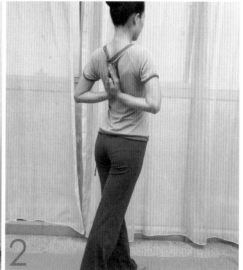

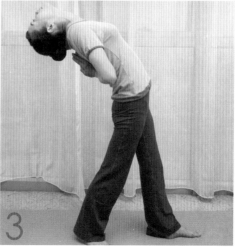

1 端正站立，深呼吸。

2 左脚向前跨出一大步，双手于背后
合掌。

3 吸气，上半身缓缓后仰，呼气，停留
数秒，深呼吸。

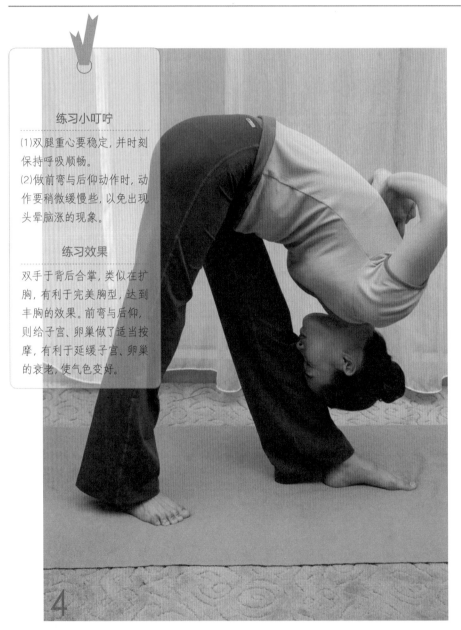

练习小叮咛

(1)双腿重心要稳定,并时刻
保持呼吸顺畅。
(2)做前弯与后仰动作时,动
作要稍微缓慢些,以免出现
头晕脑涨的现象。

练习效果

双手于背后合掌,类似在扩
胸,有利于完美胸型,达到
丰胸的效果。前弯与后仰,
则给子宫、卵巢做了适当按
摩,有利于延缓子宫、卵巢
的衰老,使气色变好。

4

4 吸气,上半身恢复原状,再呼气,身体向
前弯曲,尽量贴近腿部,停留数秒,深呼
吸。此时,全部意识放在酸的腿筋上,感觉自
己是一位美丽的职业女强人。

5 还原,换另一只脚再练习。

蝴蝶式

　　看电视时若也能保养子宫、卵巢、乳房，爱美的女人们应该会乐此不疲地练习吧！下午茶时间，看着电视，练练这一套蝴蝶式瑜伽，对生理功能的调理效果颇佳，有利于缓解衰老、改善生理不适。如果你是上班族，也可选择在晚饭之后看电视时练习，省事省时又实用。

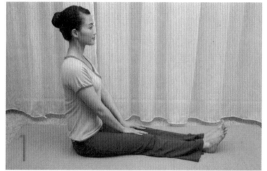

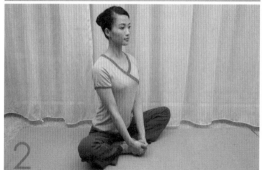

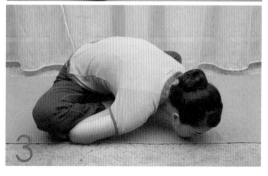

练习小叮咛

(1)身体向前弯下的幅度要尽力而为，不可操之过急，以免损伤腰肌。当身体完全着地时，背部尽量伸直，臀部不应离开地面。

(2)整个过程中呼吸要顺畅，腰背要挺直。

练习效果

这套瑜伽动作锻炼到了大腿内侧、骨盆、子宫、卵巢等，有利于增强卵巢功能，调整骨盆位置，调理生理功能，改善生理异常，延缓衰老，美丽容颜等。

1 端坐，双腿并拢，前伸，深呼吸。

2 两脚弯曲，脚掌相对，双手握住脚尖。

3 吸气，身体慢慢向前弯下，身体与下颌尽量贴地，停留数秒，调整呼吸。此时，想象自己的气血越来越健康，整个人越来越美丽。

行动式

　　办公室一族长期伏案，易使肩膀酸痛、腰背僵硬、胃肠消化失衡，子宫与卵巢功能也会加快衰老。下班回家，你不妨伸伸胳膊、扭扭腰、转转颈脖，放松精神、缓和压力，保养子宫与卵巢，增强胸部组织的发育。我的这套瑜伽动作集伸胳膊、扭腰、转颈脖、按摩子宫与卵巢、美化胸型于一体，你不妨试试。

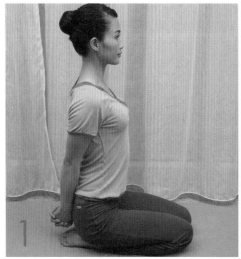 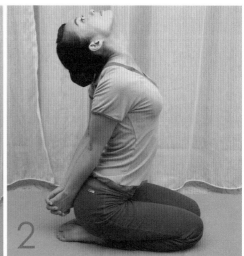

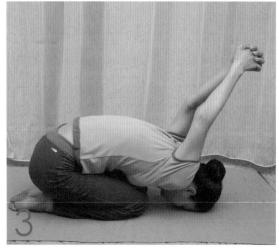

1 跪坐在脚后跟上，双手放在身后，双手手指交叉相扣，上半身挺直。

2 吸气，上半身后仰，双手尽量贴近脚心。

3 呼气，身体向前弯下，腹部和胸部贴在大腿前侧，双手相握上举，额头尽量触地，停留数秒。此时将全部意识放在伸展的背部，感受骨骼与肌肉的充分舒展。

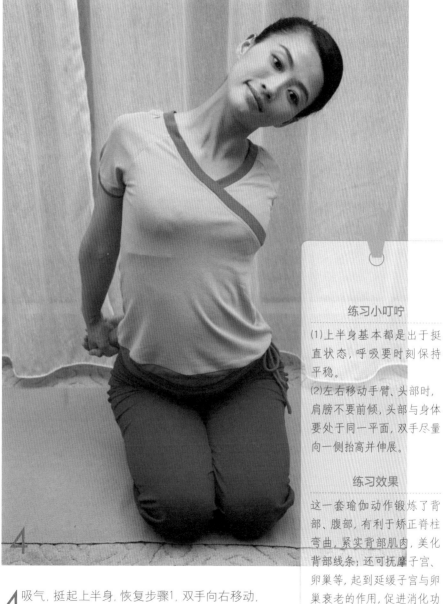

4

练习小叮咛

(1)上半身基本都是出于挺
直状态，呼吸要时刻保持
平稳。
(2)左右移动手臂、头部时，
肩膀不要前倾，头部与身体
要处于同一平面，双手尽量
向一侧抬高并伸展。

练习效果

这一套瑜伽动作锻炼了背
部、腹部，有利于矫正脊柱
弯曲，紧实背部肌肉，美化
背部线条；还可抚摩子宫、
卵巢等，起到延缓子宫与卵
巢衰老的作用，促进消化功
能，使青春常驻。

4 吸气，挺起上半身，恢复步骤1，双手向右移动，
上半身及头部向左移动。另一侧也如此。

胸部练习

　　有些初级瑜伽动作非常简单，重在身心放松，消除疲劳。这套胸部舒展瑜伽就是这样，不妨利用周末，和丈夫或全家出游时，尽情地舒展一下。在充分的伸展动作中令身心放松，从而消除身心疲劳，有助于促进胸部组织的发育，塑造胸部的完美曲线，预防胸部疾病。

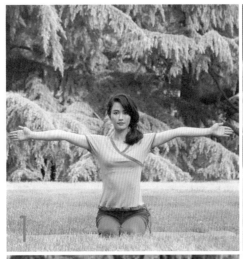

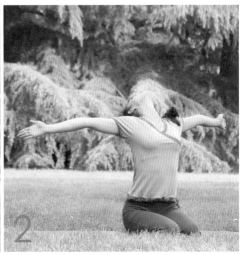

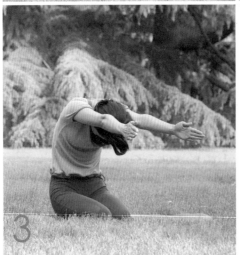

1 跪坐在脚后跟上，背部挺直，双臂侧平举，掌心向前。

2 吸气，头向后仰，呼气，双手臂向后平展，将整个胸腔尽量打开。

3 吸气，头还原，呼气，背部向后拱起，同时低头，下颌尽量触及胸骨，两手臂前伸，掌心相对，放松脊背、颈部、胸腔。反复练习6次。

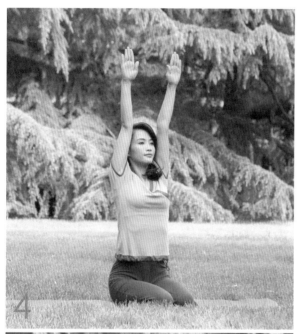

练习小叮咛

(1)整个过程要特别注意调整呼吸，以免气息不稳而影响效果。

(2)这一套动作简单易学，练习时每一个步骤都应做到位，并掌握哪里需要紧绷，哪里需要放松。

练习效果

这套瑜伽动作重点扩张了胸腔、伸展了颈部与背部，有利于美化胸部，防止胸部下垂，预防乳房疾病。

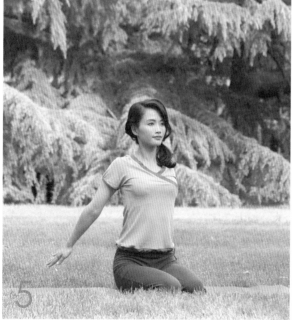

4 回复到跪坐姿势，双手臂向前平伸，掌心朝下，吸气，双手臂向上举起，肩尽量向后展开，最大限度地扩展胸腔。

5 呼气，双手臂由身体两侧缓缓回落，以肩为支点向后反抬手臂，手腕、手指放松。反复练习6次。

配以饮食调理

痛经、月经不调、皮肤暗黄无光、长斑、皮肤干燥、毛孔粗大、阴道干涩、乳房下垂、容易发胖、易怒等症状，你只要有2项符合，就证明你老了，该进行子宫、卵巢、乳房的保养了！

可能你在心理上还无法承认自己已经衰老的事实，但在行动上已经不能再偷懒了。如果能够在瑜伽练习的基础上，配以饮食调理，可以从内部给子宫、卵巢、乳房以营养和能量，从而延缓子宫、卵巢、乳房衰老的进程。

子宫、卵巢保养这么吃

以下这些食物是女人应常吃多吃的，它们对保养子宫、卵巢有非常好的效果。

多吃豆类、富含膳食纤维的食物	富含膳食纤维的食物，可帮助身体清除过量的雄性激素，降低因雄性激素过多而引发的肿瘤风险；豆类食物有利于补充天然植物激素，双向调节体内激素的平衡，从而有效地改善内分泌失调，如果条件允许的话，最好每天喝一杯豆浆
适量喝点葡萄酒	建议每天喝一小杯葡萄酒。葡萄酒里含有白藜芦醇，可有效补充雌性激素，提高卵子的活跃性，有利于预防肿瘤的发生
月经期需补铁、补血	由于女人每个月都会来一次月经，人体内大量铁元素会被经血带走，从而导致身体缺血、缺铁，而铁能为卵子提供充足的养分，所以在月经期间最好多吃菠菜、动物内脏、红豆、红枣等高铁补血食品
多吃高维生素食物	维生素能够保护子宫和卵巢，比如维生素C、维生素E、叶酸能够抑制子宫和卵巢衰老，调节内分泌，同时还能减少患子宫癌和卵巢癌的概率，富含维生素的食物有绿色蔬菜、柑橘类水果及全谷类食物中
少吃甜食、碳酸饮料、刺激性食物、盐、动物脂肪	甜食吃多了会使情绪不稳，更易衰老；盐吃多了会影响体内水分代谢，使卵巢排卵异常，易引发月经不调；辛辣刺激性食物也不宜多吃，以免引发月经不调；碳酸饮料则会影响钙质的吸收，胃肠消化功能也会降低，衰老也会加速；动物脂肪摄入过多，则易发胖，子宫肌瘤、卵巢囊肿也会更容易发生

乳房保健这么吃

乳房由20多个乳腺组成，每个乳腺又由导管和腺泡组成，每个乳头约由15个导管小孔构成。可见，乳房是一个复杂的工程，是女人最容易出现问题的部位之一，为了让我们的乳房保持健康状态，科学、合理的饮食是非常重要的，下面就将对乳房有益的食物推荐给大家，这些食物不仅能有效预防乳腺疾病，还可丰胸、美化胸部曲线等，让你真正感觉做女人"挺"好。

益乳食物榜单

益乳食物	益乳因由
大豆	大豆中富含异黄酮，有利于降低体内的雌性激素水平，减少乳房不适。可以每天吃两餐大豆食品，如豆腐、豆浆等
坚果	坚果中富含卵磷脂、蛋白质、抗氧化剂等，多吃坚果，可增加人体对维生素E的摄入，可使乳房组织富有弹性。每天可适当、合理搭配地吃些花生、杏仁、核桃、黑芝麻等
菌菇	银耳、黑木耳、香菇、猴头菇等菌菇类食物，是天然的生物反应调节剂，可防癌抗癌，为乳房健康加分
海产品	海带中富含碘，可使卵巢滤泡黄体化，有利于调节内分泌，降低乳腺增生的发生风险；黄鱼、带鱼、章鱼、鱿鱼、海参、牡蛎等，富含微量元素，可保护乳腺
乳制品	牛奶等乳制品富含钙质，有利于乳腺保健
谷类	小麦（面粉）富含可溶性和不可溶性纤维素，有利于降低胆固醇，预防乳腺癌；玉米则有利于丰胸
蔬果	蔬菜与主食合理搭配，有利于加强乳房健康，因此每天的饮食中要摄取足够的蔬菜。新鲜的水果可补充多种维生素，有利于预防乳腺癌

另外，还有一张有损乳房健康的食物黑名单，建议大家尽量少吃或不吃。

损乳食物黑名单

损乳食物	损乳因由
肥肉	肥肉中胆固醇含量高，热量也很高，易刺激人体分泌更多的雄性激素，而乳房肿块与雄性激素的分泌有关，故30岁之后的女性要控制肥肉的摄入
快餐	快餐多盐、多钠，会使女性体内的体液滞留，从而增加乳房不适及患乳腺增生的风险
咖啡、碳酸饮料	咖啡、碳酸饮料比较刺激，易增加乳房组织的体液，加重乳房的肿胀感，会使乳房感到不舒服

子宫、卵巢按摩保养

黑眼圈、深眼袋、糙皮肤、燥性情等现象导致本该风华正茂时却只能黯然失色，这一切都是女性激素分泌失衡惹的祸，而掌管激素分泌的开关便是子宫、卵巢。正常女性的子宫、卵巢功能要在40岁左右才会开始衰退，若提早出现卵巢功能衰退则为早衰。为预防早衰，我每晚临睡前都会简简单单地按摩保养一下子宫、卵巢。

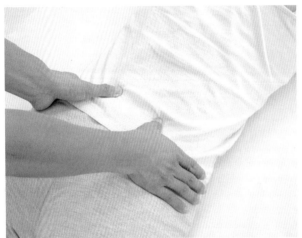

1 双手均匀地涂抹上玫瑰精油。双手拇指分别置于身体左右两侧的腰眼处，然后同时用力点按。

2 打开腹股沟，双手小鱼际分别置于左右两侧的腹股沟处，然后用力推摩腹股沟的淋巴结部位，然后从腰部分别推摩至腹股沟处。

3 双手手掌在腹部"打太极"。

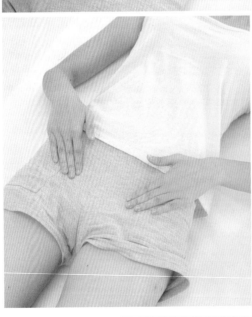

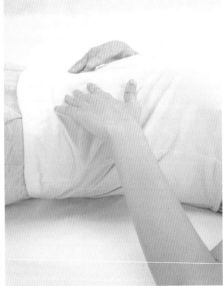

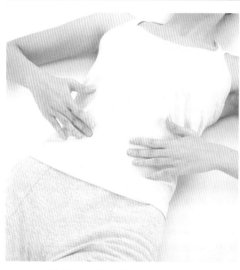

4 一手食指与中指并拢，在肚脐四周，上半部分划小圈按摩，下半部分划弧度按摩。

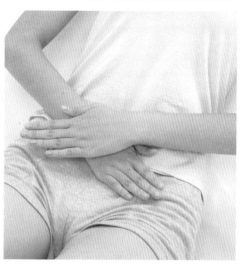

5 手掌掌根重力按压卵巢。

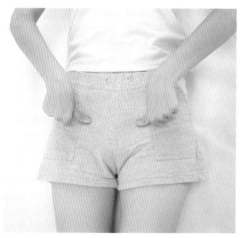

6 双手拇指分别点按肚脐下3寸、旁开1.5寸与3寸左右的穴位。

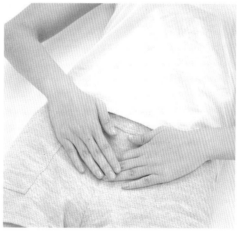

7 双手使劲搓热，然后整个手掌暖宫。最后再一次点按腰眼、推摩腹股沟。

　　除了每天进行一次子宫、卵巢按摩外，还要保持保持良好的心态，保证充足的睡眠，减少电脑辐射，远离烟酒，做好避孕工作，少做流产，痛经时不要随便吃止痛药，以免"迷惑"神经中枢，对卵巢发出的指令速度降低，卵子活性减弱。

乳房检查，你知道多少

　　女人的乳房比较脆弱，它的健康与否直接关系到身体健康、家庭和谐，因此女人要关注乳房健康，并要经常检查一下乳房状况。但这并不意味着你一定要去医院做检查，完全可以在家里自行检查。我洗澡时就会对着镜子查看或触摸一下乳房，以便及时发现异常情况，及早治疗。下面我就一一教给各位姐妹们。

- -

自我检查乳房的方法

　　1. 目测：脱去上衣，在明亮的灯光下，面对镜子观察双侧乳房。双臂先下垂，目测两侧乳房是否对称、大小是否差不多、轮廓是否有改变、高度是否一致、乳头或乳晕皮肤有无脱皮或糜烂、乳头是否提高或内陷、乳房皮肤颜色是否正常、有无水肿或红肿、有无橘皮样变等。然后双手叉腰，身体左右旋转，继续观察以上变化。也可端坐，双手在头上拍掌以收缩胸肌，目测两侧乳头是否内翻、有无内陷、乳房结构或形状是否异样等。

　　2. 触诊：站立或仰卧，左手放在头部后面，乳房均匀地摊在胸脯上。先用右手检查左侧乳房，手指并拢，从乳房上方用指腹划圈方式顺时针移动，由外上、外下、内下、内上、腋下的顺序检查，自测是否有肿块。左右两侧交替检查。然后用手指挤压乳头，观察是否有带血分泌物。

乳房检查的细节

　　乳房检查最好选在月经来潮后的第9~11天，此时雌性激素对乳腺的影响最小，乳腺相对稳定，我们检查时更容易发现病变反应。如果已绝经，体内的雌性激素分泌明显减少，受内分泌激素的影响较小，此时可以随时进行乳房检查。

　　产后哺乳期若自我检查时发现乳房出现肿块，不用太担心，很可能是乳汁淤积所致的肿块。若断奶后肿块仍然存在，则需要去医院做详细检查，以便及时排除病因或发现病因。

　　当然，如果在自我检查中发现任何异常现象，尤其是40岁之后的女性，要及早去医院就诊，以便早发现、早治疗，防止乳腺癌的发生。

乳房曲线美，这些姿势不可取

　　不经意间的姿势，可能会给你加倍呵护的乳房造成伤害，使辛苦保养的成果功亏一篑。日常生活中，我会经常审视自己，绝不让一些不良的姿势将自己的乳房美或乳房健康推向危险境地。下面我将平日一些需要纠正的不良姿势介绍给大家，如果你也有这些危险姿势的，请及时纠正吧！

趴睡

　　很多女性喜欢趴睡，而且还要在胸部垫些东西，才会觉得睡得舒服。这种姿势其实会影响美丽容颜，还会过度挤压胸部而使胸部变形，出现乳房下垂、乳头内陷等。因此正常的睡姿应为侧睡或仰睡，其中右侧卧为最佳姿势，可有效保护乳房。

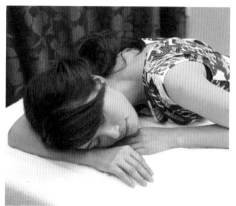

驼背

　　驼背于女性美丽而言更致命，不仅会使女人看起来萎靡不振、没有气质、不够自信之外，还会压迫胸部组织，影响胸部曲线美与健康美。因此，走路应该昂首挺胸，端坐要挺胸直背。

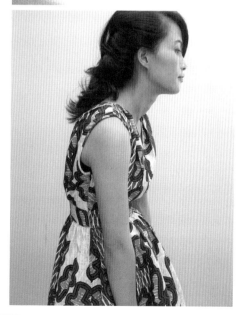

抱臂

双手手臂环抱于胸前，给人一种傲慢、不亲近的感觉，还会加重胸部的负担而影响乳房发育。这种身体紧绷的姿势应摒弃，可将手自然下垂置于腿两侧，或伸伸懒腰，有利于塑造胸部轮廓。

伏案

伏案工作时，若斜靠或趴在桌子上，双乳会受到挤压，若压迫超过1.5小时，会影响乳腺内部的正常代谢，造成乳房胀痛、胸背肌酸涩、腋下不适等。正常办公姿势应为上身挺直，胸离桌面10厘米左右，保证胸背肌张力均衡，解除胸部疲劳，避免胸部受压。为了加强塑胸型的效果，日常生活中我会适当做一做扩胸运动、深呼吸运动等，以便更好地促进胸部组织的新陈代谢。临睡前，我会做10分钟左右的乳房按摩，以便促进胸部血液循环，增强胸部肌肉的协调性。

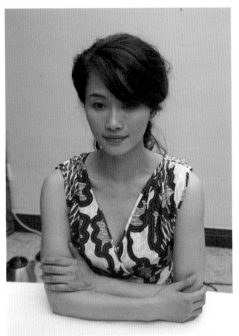

弯腰

弯腰运动可以减小腰围，但可能会导致胸部下垂，在做家务时轻微的弯腰动作都极有可能导致胸部下垂。所以我在减肥时或做家务活时都会穿着托胸效果较好的内衣。还有不少女性工作时太累而不由自主地塌腰，这其实是会影响胸肌的正常发育，爱美的女性不妨工作之余举一举手臂、伸一伸腰，甚至可以站起来靠墙站一站，这样会让你的胸部更舒服哦。

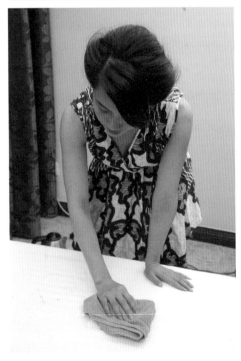

Part 6

生理期不适，
跟我这样做

　　女人每个月总有那么几天不舒服，情绪低落、爱发脾气、肚子疼、肌肉酸痛、嗜睡、小腹坠痛等。丈夫每每见我爱挑刺、爱找茬，就问我："每月一次又来了？"果不其然，每月一次准时"报到"，专业术语叫做生理期，通俗地说叫做月经期。这种3~7天的痛苦日子，除了忍痛外，我们还需要注意这个注意那个，比如这个不能吃那个不能喝，这个不能做那个不能做。尤其是酷暑来临时，不能吃凉的食物，不能喝冷饮，更是让人感到抓狂。但作为女人，那又能怎么办呢？该限制的还是要限制、该忍受的还是要忍受，不然最后受罪受惩罚的还是自己。所以，当"好朋友"光临时，还是好好保护自己吧！

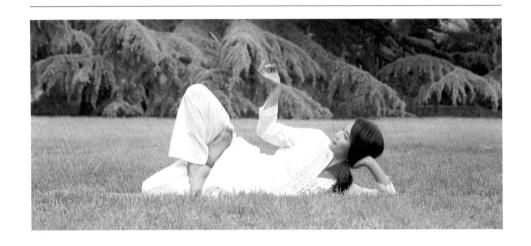

生理痛

生理痛，痛的程度与感觉因人而异。有些女人经期前下腹部就会隐隐作痛，有些女人只是行经前一两天下腹部痉挛性疼痛，还有些女人的痛觉一直持续到行经后两三天，严重的可能会痛到汗流浃背，甚至虚脱晕倒，当然也有人根本就没有生理痛这回事。

就我自身而言，生理期痛不痛完全看自己是否够爱自己，平时不注意饮食、生活习惯不好、懒惰不锻炼身体，都可能会导致生理痛。我常将生理痛作为测试自己身体状态的晴雨表，如果一段时间，生理期平平顺顺地度过，说明我这段时间身体调理的不错，身体很健康，而一旦某次出现生理痛，我就知道这段时间对自己疏忽了，身体素质下降了，此时我就会加强身体健康管理了。小伙伴们，我们要学会掌握生理期的主动权，无论是采用瑜伽调试、饮食调理，还是按摩调节，总有一款有效且适合自己，关键是一定要行动起来！

生理痛不是病，但痛起来却要人命，我长期练习瑜伽，痛经的机会不多，但对于经常受痛经困扰的小伙伴们，我推荐给大家两套能够缓解疼痛感的瑜伽体式，经常练习就能摆脱痛经的折磨了。

生完宝宝后，我很注重个人保养，生理期到来前都会练习瑜伽，帮自己减轻生理痛。这两套瑜伽即便在生理期间也可以做，缓解疼痛的效果非常明显。

束角式

　　精神压力大、盆腔血液循环不畅、妇科病、子宫位置异常等常是导致痛经的罪魁祸首。
要改善痛经就需要减缓心理压力，从促进盆腔器官的血液循环，改善妇科病，纠正子宫位置
等方面入手。我建议大家可以多多练习"束角式"，可明显改善生理痛。

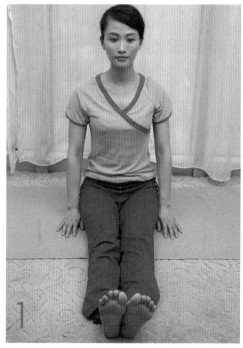

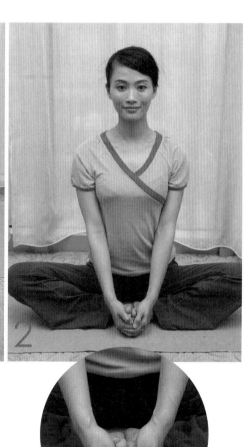

1 端坐于地面上，两腿向前伸直。

2 弯曲双膝，两脚脚掌相贴，两手握住两
脚脚趾，尽可能将其拉近会阴部，脊柱伸
直，两膝与小腿外侧尽量贴地。

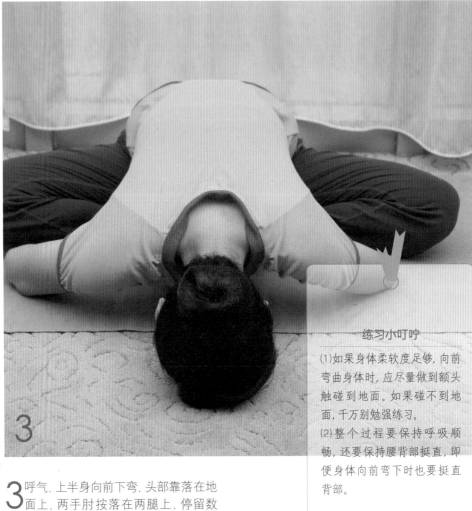

3

(1)如果身体柔软度足够，向前弯曲身体时，应尽量做到额头触碰到地面。如果碰不到地面，千万别勉强练习。

(2)整个过程要保持呼吸顺畅，还要保持腰背部挺直，即便身体向前弯下时也要挺直背部。

练习效果

这套瑜伽动作锻炼到子宫、卵巢，有利于卵巢、子宫功能的恢复，帮助调整月经不调，促进骨盆的血液循环，同时还能舒缓心情，减轻心理压力，经常练习此瑜伽动作可缓解痛经。

3 呼气，上半身向前下弯，头部靠落在地面上，两手肘按落在两腿上，停留数秒，调整呼吸。

蛇击式

　　生理痛难耐，俯卧在床上会觉得舒服点。那么，这套瑜伽有点像俯卧在床上，可以让小腹部感觉温暖些，疼痛也能轻些。

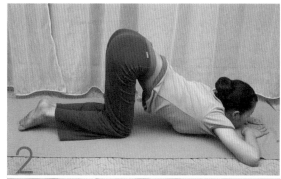

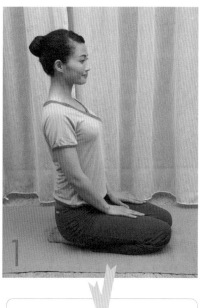

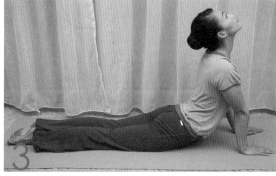

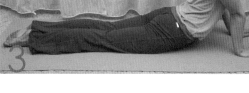

1 跪坐在脚跟上，双手自然放在双腿上。

2 呼气，身体前倾，臀部从脚跟上慢慢抬起，手臂贴地前伸，下巴点地。

3 吸气，胸部缓缓向前移动。待胸部不能再前移时深吸气，并伸直双臂，放低腹部，两腿接触地面，手臂伸直，挺胸，头后仰，背部呈凹形，两眼注视上方。停留15秒左右，调整呼吸。向前方远远直伸出去。

练习小叮咛

(1)放低腹部时髋部要尽量下压，髋骨贴地最好。

(2)双肩不要耸起，头尽量后仰，双腿要并拢。

练习效果

这套瑜伽动作锻炼到骨盆、腹部，有益于生殖器官的强壮，并有缓解生理痛、调节月经的作用。

我的超有效妙主张

生理痛是很多女性的难言之隐，虽然有时候这种痛并不是让人难以承受，但很影响精神状态、做事效率和心情，所以，当发生生理痛时，还是不要大意了。当"好朋友"光临，且感觉腹部隐隐作痛时，我会用一些小妙招来减轻这种不适，让自己能轻松地送走"好朋友"。

按摩热敷，随你挑

生理痛严重时，我会用拇指重力按压合谷穴、三阴交穴，临时止痛，省时又省力。

在家觉得生理痛难耐，不妨准备老姜1片，加水用小火煮20分钟左右，再倒入洗脸盆，将毛巾泡在姜汁里浸润，再将毛巾稍拧干，置于肚脐下方热敷大概5分钟，疼痛感会减半。

如果想彻底改变痛经的体质，可以在生理期结束1周左右，对心包经进行指压按摩，2天按摩1次，可以帮你彻底摆脱生理痛的困扰。

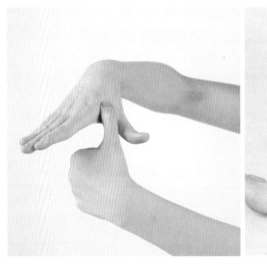
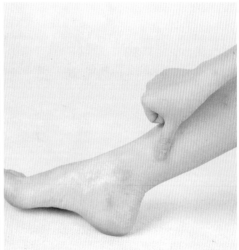

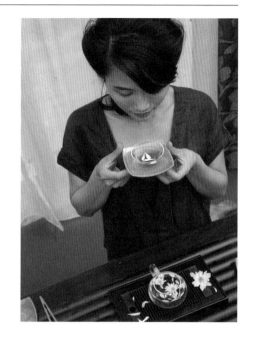

注意日常小细节，痛处少得多

世上难买早知道，不要等到生理痛发生才后悔没有好好调理自己。日常生活中，聪明女人只要稍加注意，就可以轻松度过生理期，完全不受生理痛的影响。

◎多吃豆类：豆制品或豆浆中富含大豆异黄酮，可调整女性体内激素水平，改善生理痛。

◎每天一杯花茶：玫瑰花茶、洋甘菊茶、姜茶等在温暖体温的同时，使人放松精神、缓解紧张，对生理痛也有改善作用。

◎保暖：生理痛和天气冷没有直接关系，但生理痛的女人不妨戴上围腰或抱一个便携式的怀炉，或多或少都会缓解点疼痛！

◎忌饮酒：女性生理期体内的激素水平波动较大，若此时饮酒则会加重肝脏的负担；生理期女性体内分解酶的活性降低，酒精在短时间内难以排出，易滞留在体内，并很可能转化为有害物质，对身体健康特别不利。

◎调节情绪：生理期要放松身心，保持情绪稳定。若长时间的过度紧张，易使脑垂体与中枢神经系统的功能失衡，反而加重生理痛，甚至导致月经不调。

◎少吃盐、少喝浓茶：生理期吃太多的盐，容易引发头痛、心烦气躁等不适；浓茶中的咖啡因含量过高，易刺激神经，加重生理痛，并延长经期。

头 痛

女人有时候会莫名地感觉头痛，仔细注意的话，会发现多发生在"好朋友"到来的前后时间段内，经期头痛是怎么一回事？为什么会有经期头痛？

经期头痛有一定的规律性，多属于偏头痛，发作数分钟至1小时，出现一侧头部一跳一跳的疼痛，并逐渐加剧，常伴有恶心、呕吐、视物模糊、四肢刺激及麻痹症状，有时候出现恶心、呕吐后，感觉会有所好转，持续时间最长可达10小时以上。专家认为，激素波动是导致经期头痛的重要原因之一，雌性激素中有一种叫作促卵泡激素，它可以调节血管的紧张程度，月经期女性激素的分泌急剧减少，使血管处于不稳定状态，故而引起头痛。

当出现了经期头痛时，有什么办法可以治疗和缓解呢？我会首先让自己在安静、黑暗环境内好好地睡一觉，这样头痛就会得到缓解，除此之外，我还会配合瑜伽来缓解偏头痛。

瑜伽中的很多体式对缓解头痛都有很好的效果，尤其是前弯动作，能放松颈部肌肉、缓解神经紧绷、促进血液顺畅到达头部，使头部血管得到舒张、收缩，在很大程度上能够减轻头痛带来的不适。下面我为大家推荐几套舒缓头痛的特效瑜伽体式。

夫妻去头痛瑜伽

　　自己生理期会感到头痛，丈夫上一天班也可能会有头痛感，不妨和丈夫一起练习能够缓解头痛的瑜伽体式，这样不仅能够减缓头痛的感觉，还能增强双方的互动以及双方的信任！

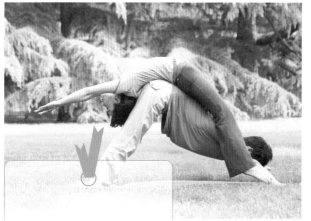

1 丈夫双手双脚撑地，臀部抬起，形成一个倒v的形状。妻子将腰部躺在一方的臀部上，脚尖撑地，双手在头部方向垂下，保持2分钟。

2 双方面对面站着，双手互相紧紧地抓住对方的手腕。慢慢将上半身向后弯曲，用对方的力量保持平衡，头尽可能下垂，眼睛看向正后方的地面，保持2分钟。

练习小叮咛

要注意双方的配合，应给予对方充分的信任感，并时刻注意对方是否有不适感，如果有一方感觉痛苦时或某些体位让身体不适时，应给予对方谅解，并立刻停止练习，同时向对方确认是否身体有损伤。

练习效果

这套瑜伽动作有利于舒缓神经紧张而引起的头痛，不仅仅适合生理期常犯的头痛毛病，还适合上班族因工作紧张而引起的头痛、偏头痛。

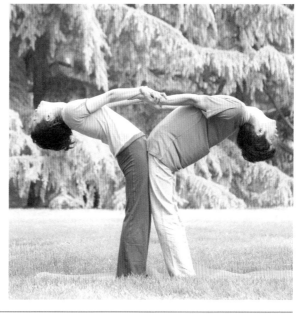

告别式

　　遇到困难我从来没想到过低头，但面对小小的偏头痛，我却会低头并彻底地低头，这是击退头痛的绝密杀招。

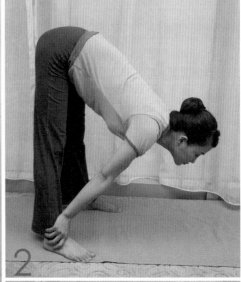

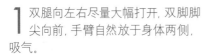

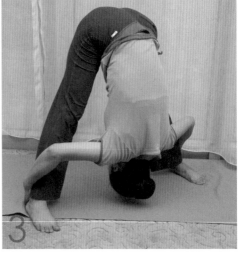

1 双腿向左右尽量大幅打开，双脚脚尖向前，手臂自然放于身体两侧，吸气。

2 边吐气边把上身向前倾倒，双手握住脚腕前面，抬头看前面的地面，保持2分钟。

3 吸气，双手抓住脚腕后面，边吐气边身体继续前倾至头到两腿中间，尽量做到头顶地，保持2分钟。

练习小叮咛

背部要真正地感觉到拉伸与延展，腹部微收，膝盖伸直，感觉双脚不断往下扎根。
如果做不到抓住脚腕，可以把双手放在头部两侧的地板上来支撑上身，注意脚跟不
要离地。

练习效果

这套瑜伽动作给我最大的感觉就是背部与颈部的肌肉得到了极大的放松，头部充血，脸部
发热，可见头部的血液循环加快了，头痛症状也在减轻。

我的超有效妙主张

我虽然从不把经期头痛当成是一种疾病，但我却从来没有轻视过它。为了减轻痛觉，我四处搜刮小妙招，经过一番实践与体验，发现一些很简单的方法却能达到神奇的减痛效果。

1.冷热交替敷：各取1个冰敷袋和热敷袋，记得要用毛巾包裹好，免得冻伤或烫伤。舒服地躺下，将冰敷袋先放在脖子后方枕骨处，再将热敷袋放在额头上方，同时放置15分钟左右。之后冰敷袋和热敷袋交换位置，重复使用，直至头痛症状缓解或消失。利用热胀冷缩的自然原理，可加速血液循环，提高颈部血管中氧气的含量，放松颈部肌肉，可有效缓解头痛不适。不是生理期的头痛也能用这一方法缓解。回到家如果觉得很累，实在懒得动，干脆拿来一盆热水，双手浸泡在里面，头上敷一条热毛巾，30分钟后头痛会缓和不少。

2.早晚一杯养生茶：若经前头痛难忍，可泡一杯淡淡的绿茶，茶香养心神、茶汤护神经，对缓解头痛症状很管用。若经期头痛难眠，不妨用黄芪、红枣煮水喝，使紧绷的神经得以放松，疲倦的精神得以休息，身心舒坦，头痛、失眠都不成困扰。

3.梳头：梳子在家很常见，在办公室准备一把梳子也是明智之举。如果经期自觉轻微头痛，用准备好的尖头梳子不断地梳理头皮，可改善脑部供血，促进血液循环。

4.自我按摩：头痛难耐时，用手指按揉太阳穴，可减轻头痛，即便是暂时性地减轻，还是会很享受。

5.喝杯甜奶或甜果汁：头痛时，喝杯甜奶或甜果汁，其中的糖分可快速提高血糖量，改善脑缺血，缓解经期头痛。经期将至时，喝点甜的，还可预防经期头痛。

6.散步：工作再忙，午饭或晚饭过后，抽些时间，与同事或家人到户外晒晒太阳、呼吸新鲜空气，可帮你宣泄坏情绪、舒缓压力。

7.经期远离头痛来源物：巧克力代表浪漫，经期贪嘴，只会让巧克力变成有毒之吻，加重头痛；除此之外，经期最好不要吃香蕉、梨、牛肉、羊肉等，不要喝浓茶、葡萄酒等。

双腿水肿

怀孕晚期，双腿水肿，那是再自然不过的事儿，大多数孕妇都要经历的，我也不例外。没想到，生完孩子，每每来月经，双腿水肿还会偶尔来"骚扰"我。后来看了一些专业书籍才知道，这是因为"好朋友"即将光临的前一刻，内分泌发生改变，雌激素水平升高影响了水分代谢，致使水钠潴留而发生水肿，再加上骨盆腔充血、子宫变大压迫到下肢，影响血液循环而引起水肿。一般随着月经来潮，排尿量增多，水肿及其他症状就会逐渐消退了。

还处于生理期时，身体感觉就很不舒服了，可能懒懒的不太想动，也不适宜做太剧烈的活动，建议练习一些比较简单的瑜伽体式，可以选择能够锻炼到腿部的体式，及早消除水肿。

鸭步走

这个姿势俏皮可爱，不仅对纤腿、瘦腿、消肿有益处，还是妈妈们用来逗宝宝开心、和宝宝亲子互动的最佳游戏，宝宝会很喜欢，你也乐在其中，爸爸想要加入也未尝不可。

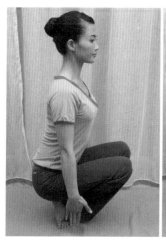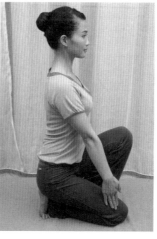

1 蹲下，脚跟抬起，脚尖着地，手臂伸直，自然下垂，置于身体两侧。

2 继续保持蹲下姿势，然后开始向前步行，左脚掌着地，右脚趾着地。保持均匀呼吸，将全部意识集中到行走的腿上，想象自己像只小鸭子一样走路。

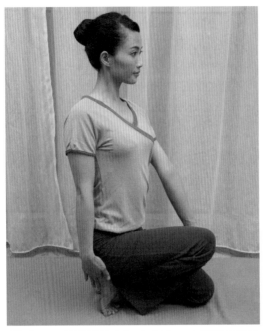

练习小叮咛

(1) 行走时，肩部、背部都要保持挺直，不要驼背或耸肩。

(2) 行走时手臂也要随之摆动，摆动时时刻保持伸直。

练习效果

这一套瑜伽动作充分锻炼到双腿，强健腿部肌肉，美化腿部线条，这是爱美女人的理想动作。它也可以促进腿部血液循环，消除水肿，对生理期的女人也很实用。

3 换另一侧做相同动作，每行走一步都要用膝盖触碰地面1次。反复行走。

配以饮食调理

腿肿了，怎么办？很简单，吃能够利水消肿的食物，可达到立竿见影的效果，比如冬瓜、黄瓜、丝瓜、苦瓜、红豆、薏苡仁、白萝卜、梨、西瓜、鱼腥草、罗布麻、车前子、玉米须、海带等。当发现自己的腿肿了的时候，不妨利用这些食材做一些消肿汤水，既可以满足自己的胃口，又能消除双腿水肿。

双腿水肿，无非是人体内水分失衡所致，因此不要吃太多的盐，以免让水分滞留体内，也不要喝冷饮、吃凉性食物，以免增加胃肠负担，让水分滞留体内。把平时爱吃消夜的习惯暂停几天，让胃肠保持轻松状态，有助于将体内多余的水分排出来，如果实在喜欢吃消夜，等经期过了再恢复吃消夜就可以了。

特效消肿食谱推荐

冬瓜薏米排骨汤

材料：

冬瓜、排骨各500克，薏苡仁60克，盐、鸡精、白胡椒粉各适量。

做法：

1. 将排骨放入开水中焯出血水，最好焯的久一点，把肥的油余烫掉；冬瓜去皮洗净，切成大片。
2. 用温热水洗净余烫好的排骨，将其放入水已经烧热的汤煲中，注意不要将排骨放入冷水中，以免肉变得很老，加入薏苡仁。
3. 开大火让汤煲开锅，然后关小火慢煲1小时，然后放入冬瓜片，再小火煲1.5小时以上。
4. 临出锅时加入盐、鸡精、白胡椒粉略煮入味即可。

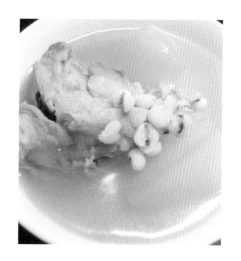

鱼腥草茶

材料：

鱼腥草15克，冰糖30克。

做法：

1. 鱼腥草洗净沥干水分备用。
2. 水壶中倒入800毫升的水，放入鱼腥草，置于火上煮至沸腾。
3. 转小火续煮约20分钟后，过滤倒入杯中，加入冰糖饮用即可。

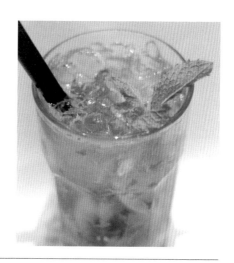

我的超有效妙主张

　　一般生理期头一天，生理不适会比较明显，第二天起床双腿就开始轻微水肿，若坚持上下班，如果工作性质需要长时间站着或坐着，下班回家后，双腿水肿会加重，脱鞋都有点麻烦。双腿水肿时，我不仅受不了那种双腿酸胀、沉重的感觉，更受不了"小腿粗"的视觉冲击，短裤、六七分裤、稍微短些的裙子、紧身裤都不得不说再见，只能穿长肥裤、及脚踝长裙，很是不好装扮。

　　为了消除水肿，在生理期也能露出美腿，什么办法我都会尝试，比如睡觉时，平躺在床上，在脚上垫一个枕头，枕头的高度要比头下的枕头高一些，有利于血液和水分回流到全身，水肿消得也快。没事情做时，就干脆躺在床上，然后将腿伸直，直接靠在墙上，使双腿与身体成90°，保持15分钟左右，消肿效果立竿见影。

　　坐着看电视时，可以边看电视边给水肿的双腿按摩按摩。

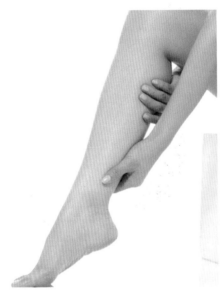 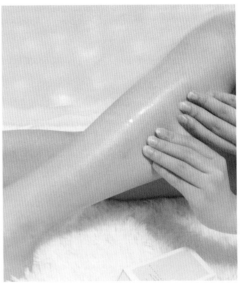

1 双手交替抚摩：将双手的手掌全部贴在跟腱周围，双手交替向上抚摩，反复操作10次。

2 双手扭动揉搓：双手的手掌紧贴包住腿肚上的肌肉，双手扭动进行揉搓，至腿肚发热为止。

按摩前，双手可以擦精油，还可抹上咖啡粉和按摩油的调和物，润滑和消肿效果双收。如果你能忍受疼痛，也可以用牛角刮痧板刮拭腿部穴位，用力重、速度快，消肿速度也很快。

也可以在洗澡前，将粗盐与热水的糊状物敷在身上10分钟左右，腿部要重点敷"面膜"，再用热水冲干净。或者冲净前按摩按摩，再开始热水淋浴，瘦腿快速见效。敏感肌肤，不能用粗盐，可以用"沐浴盐"代替。

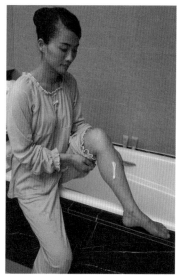

如果皮肤实在受不了浴盐的刺激，可以换成生姜水泡澡，生姜便宜又好用，榨汁或直接倒入热水中，瘦腿消肿效果不错。如果想让生姜的汁液全部发挥出来，可以将生姜切末，放入锅里小火煮开，再倒入洗澡水中。在热气腾腾的生姜水里浸泡，享受温暖，感受脂肪在燃烧，水分在蒸发，全身都轻松了，双腿也变"细"了。洗完澡后，可以涂点润肤霜，然后按摩一会儿，包上保鲜膜，待润肤霜充分吸收后，去掉保鲜膜，抬腿运动一小会儿，消肿瘦腿效果能得到及时的巩固和放大。

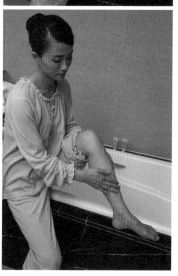

如果想偷懒，可以利用热胀冷缩的原理，将热水和冷水反复交替冲洗双腿，可快速消除腿部水肿，使腿部更紧实。

临睡前，再用热水泡一下脚，可以达到消肿的效果。为加快水分代谢、加速血液循环，泡脚水也可以加点生姜汁，米酒、盐都可以加进去。

按摩、洗澡、泡脚等消肿方法都很居家，操作简单且实效。另外，尽量不要坐电梯，多给自己一些时间爬爬楼梯，和丈夫、孩子或朋友一起出去散散步，可以锻炼双腿，促进静脉血液循环，预防和消除生理期的双腿水肿。

月经量过多

月经是身体健康与否的一个重要信号，月经量的多少也常预示着身体健康与否，如何判断月经量是多还是少呢？一般正常的月经量为每次60毫升，如果每次月经量少于30毫升则为太少，超过180毫升为过多。我判断月经量多少的方法是留意卫生巾的使用量，如果每个周期不超过两包，我视之为正常，如果每个周期用三包卫生巾还不够，每片卫生巾都是湿透的，我就知道此次月经量太多了，如果每个周期连一包都没用完，说明月经量过少。

我最为烦恼和忧心的是经量太多，不仅要担心因其过多而溢出，甚至沾到裤子上，让自己置于尴尬境地，这也预示着我的身体出了现健康问题，并可能让我辛苦塑造的桃花美颜变得或蜡黄或苍白或黯淡无光，甚至还可能因为失血过多而导致贫血。

当"好朋友"来时，如果发现量比较多，就要在日常生活中学会一些能减少月经流量、调节月经的方法，比如练习瑜伽、喝爽口花茶、按摩穴位，长期坚持的话，效果还是很不错的。

月经量太多，不妨在平时非经期，多练习一下能调节内分泌及月经量的瑜伽体式，下一次"好朋友"来临时，可能会发现量少了很多。

另外，我还建议：当月经过多时，不要恐慌，要有战胜它的信心与勇气，保持乐观心态与愉快心情。

月经期间保持清洁卫生，用流动的温水清洗阴部，内裤要勤换勤洗，在月经末期，可能经量有所减少，不要一天或者更长时间更换一次，至少半天更换一次，以免量多而感染。

月经期间更得忌口，少吃辛辣刺激性食物，多吃禽类、蛋类、奶制品、鱼类、豆制品等，补充蛋白质，增强体质。

月经过多，很容易发生贫血，平时多吃补血补铁的食物，比如红枣、红豆、黑豆、菠菜、胡萝卜、红苋菜、番薯叶、动物血、动物肝脏等。

弓 式

女人生理期可能都不大愿意动弹，喜欢躺着不动"养身体"，这套瑜伽可以在床上练习，有点鲤鱼打挺的感觉。

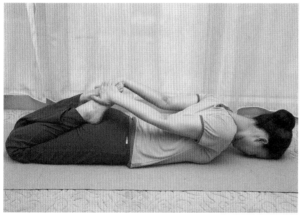

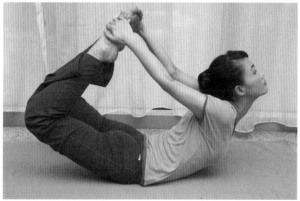

练习小叮咛

(1) 如果双手抓不到脚踝，也可以借助带子帮你完成动作。

(2) 患有甲状腺肿大或甲状腺功能亢进的人不宜练习。

(3) 这一动作脊柱会受到强大的拉力，故患有脊椎错位的人也最好不要勉强练习。

练习效果

这一套动作对内分泌腺体具有强烈的刺激作用，锻炼到了骨盆，对月经量过多、不孕症均有显著的改善作用。

1 俯卧，两手臂靠体侧平放，掌心向上，脚与腿均并拢，弯曲膝盖，两小腿尽量回收，臀部收紧，两手向后伸，紧紧地抓住两脚踝。

2 吸气，上身尽量上翘，背部成凹拱形，头部尽量向后抬，两手后拉双腿，双膝尽量举高。停留数秒，调整呼吸。

配以饮食调理

世界万物皆有别，人亦有别，不同的人所遭遇的经期也大相径庭，纵使一样是月经量过多，但体质不完全相同，有些人会因气虚而引起月经流量过多，气虚就如"林妹妹"一样娇娇弱弱，生理期恐怕会显得更柔弱；有些人会因血热而引起月经量过多，血热就像"凤姐"一样风风火火，但生理期不好受的可能一点也少不了。

"林妹妹"型

林妹妹娇弱，却也很固执，生理期若是月经量过多，经色淡红、质地清溪，日常生活中得用莲子、黑木耳、红枣等补"脾"气、统摄血、解郁结。

【莲子花茶】

茉莉花茶3克，莲子30克，冰糖适量。将莲子用温水浸泡数小时，再与冰糖一起炖烂；茉莉花茶用沸水冲泡5~10分钟，取汁，与莲子汁冲匀。莲子益脾胃，佐之花茶、冰糖，补而不滞，有理气而血行，补气而摄血之功效。

【黑木耳红枣茶】

黑木耳30克，红枣20颗，茶叶10克。三者加水煎煮，取汁，代茶频饮。连服一周，可补中益气、养血调经，适用于气不摄血之月经过多者。

"王熙凤"型

王熙凤如"凤"一般的女子，表面豪爽、内心却打着自己的"小算盘"。生理期月经量多，颜色鲜红或深红，小腹胀、血流出感觉发热。此时需清热、凉血、止血。

【黑白茶】

墨旱莲、白茅根各30克，苦瓜根15克，冰糖适量。诸药加水煎取药汁，加入冰糖调味。代茶频饮，可滋阴清热、凉血止血。

【芙蓉莲蓬茶】

芙蓉花、莲蓬各15克，冰糖适量。上药加水煎汤，去渣取汁，加入冰糖调味。代茶频饮可清热解毒、凉血止血。

【青蒿丹皮茶】

青蒿、牡丹皮各6克，茶叶3克，冰糖适量。将青蒿、牡丹皮洗净，与茶叶同入杯，用开水冲泡15分钟，再加入冰糖溶化。随时饮用，有凉血止血之功效。

【仙鹤草茶】

仙鹤草60克，荠菜50克，茶叶适量。三者加水煎煮，去渣取汁，代茶频饮，适用于崩漏及血热而月经过多者。

"宝姐姐"型

薛宝钗美人胚子一个，嘴巧心灵，讨大家伙的欢心，唯独不能虏获宝玉之芳心，呜呼哀哉，心里那叫一个堵得慌。生理期若血瘀而经行量多、小腹冷痛、血色紫黑结块，需活血化瘀以止血。

【油菜茶】

油菜100克，蜂蜜适量。将油菜洗净，切碎，绞取汁液，加入蜂蜜调匀。此方适用于血瘀引起的月经过多者。

【葡萄蜜枣茶】

红茶适量，葡萄干、蜜枣各30克。上述材料加水煎煮，代茶频饮，可化瘀、止血。

不论你是哪种类型，总有一款适合你的茶疗方，对经期能有所帮助。生活就是这样，即便明天再不好，它也属于你，该来的总会来，既来之则安之，保持乐观心态，没有过不去的坎儿。

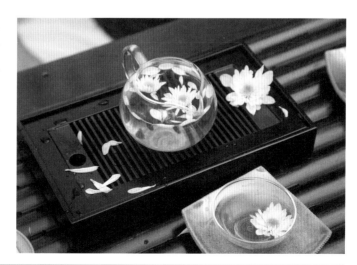

我的超有效妙主张

　　青春期、生育前后、绝经前后是传说中的月经量过多的三大时期。青春期，肾气不足、冲任不固，经期血流量不能控制而异常；生育前后调理不当、流产均会损伤肾气而引起经血增多；绝经前后肾气衰退，经血增多。可见平时固肾气非常重要，同时脾胃生血，平时还要重视对脾胃的呵护。按摩或艾灸与肾、脾、胃相关的穴位，再配合一些能调经的特效穴位，可以获得很不错的效果。

1 **掐隐白：** 隐白穴是足太阴脾经上重要穴位，也是足太阴脾经的起始穴位，位于拇趾内侧趾甲根角处。日常生活中，用拇指指尖重力掐揉隐白穴，可以提高脾经的调节功能，控制血液运行，使气血重归平衡，发挥摄血止血之功效。

2 **艾灸七大穴：** 中脘用单罐艾灸，关元、子宫、归来用四罐艾灸罐放在下腹部灸，八髎用四罐艾灸罐绑在后腰上灸；足三里、三阴交手持艾条直接灸，也可以将艾灸罐绑在腿上灸。如果天气比较冷，可将艾灸罐绑在裤子外面的穴位对应位置灸。腹部的穴位和背部的八髎，灸的时间不少于30分钟，其他穴位灸15分钟。

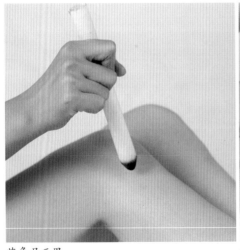

艾灸足三里

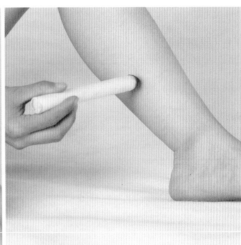

艾灸三阴交

颈肩背腰酸痛

　　工作需要长时间保持一个姿势坐在电脑前，本身颈部、肩膀、背部、腰部就存在僵硬、酸胀等问题，进入生理期，这种不适感显得尤为强烈。这时需要放松颈部、肩膀与背部，让它们的痛苦少一点点，瑜伽是不错的选择。

脊柱扭转式

　　"好朋友"的到来，尽管让自己不舒服，但还是不要闷在家里，去接触大自然，呼吸新鲜空气，让自己心情愉悦。练习一下能够放松颈部、肩膀、背部及腰部的瑜伽，减轻"好朋友"带来的不适，放松全身心，减轻压力。

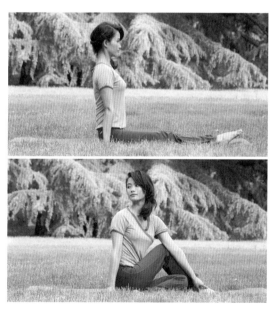

练习小叮咛

　（1）臀部不要抬起，要紧贴地面，肩膀不要向上耸起，背部要保持挺直。
　（2）一手抓脚踝，另一只手的指尖要朝外，不能指向自身，眼睛也要朝后看，不要抬头看，应平视。

练习效果

这一套瑜伽动作充分锻炼到了脊柱、肩部、胸部以及颈部，可增强颈部肌肉、舒展背部与肩膀，提高身体的灵活性，并让全身心得以放松，酸痛感减轻，压力也变小。

1 端坐，双腿并拢向前伸直，贴在地面上，两手自然地放在身体两侧，掌心贴地，上身挺直。

2 左腿弯曲，左小腿向内收，脚跟贴近右侧臀部下方，右脚移到左膝外侧，脚掌平放在地面上，左臂外侧贴在右小腿外侧，左手握住左脚脚踝，右臂向身后移动，放在臀部后面，指尖朝后，上半身慢慢转向后侧，眼睛也向后直视。停留数秒，调整呼吸。换另一侧进行同样的练习。

我的超有效妙主张

当经期出现颈肩背腰酸痛时，能缓解和改善的方法有很多，比如热敷、按摩、艾灸及一些日常生活中的小妙招，现在我将自己经常使用且行之有效的小妙方推荐给大家，当你也出现这样的不适时，试一下，效果可是很不错呢！

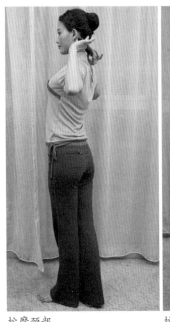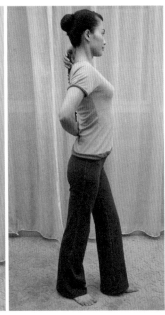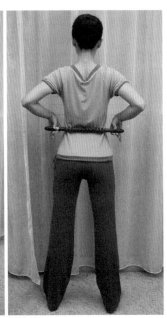

按摩颈部　　　　　　　　　按摩背部　　　　　　　　　按摩腰部

1 热敷酸痛部位：取一条毛巾，放入40～45℃中的热水中浸泡，捞出拧干后敷于酸痛部位，以皮肤没有灼痛感为佳，为了避免皮肤烫伤，可在热敷部位先垫上一层干净的布或棉垫。注意每5分钟更换一次毛巾，最好交替使用，每次热敷时间15～20分钟，每天敷3～4次。

2 按摩酸痛部位：取一些按摩油，双手搓热，按摩于酸痛部位，可起到很好的缓解酸痛作用。也可以用经络轮棒按摩酸痛部位，这样效果会更好。

3 取三四根艾条，捆在一起，点燃艾条的一端，对准酸痛部位，在距离皮肤3～5厘米的位置来回往返灸，每次灸约10分钟，每天一次。

4 经常变换姿势：不要长时间保持一个姿势，比如长时间坐着、站立、躺着等，要经常变换姿势，当身体有僵直感时，要放松身体，可以伸伸懒腰、转转腰部等。

下腹及子宫紧张沉重感

　　每次好朋友来，多多少少会有这样的感觉：小腹冷痛，下腹坠痛，子宫有紧张沉重感，而且上完厕所之后这种沉重的感觉会更明显。不知道你是不是也有这样的困扰？如果和我一样，不妨跟着我一起练习一下"大旋转式"瑜伽动作，可明显放松腹部，缓解子宫的紧张沉重感。

大旋转式

　　女人在生理期会颈肩背酸痛，但颈肩背酸痛可不是女人的专利，更不是生理期的特殊待遇。任何人在过度疲劳之后都会感觉颈肩背酸痛，尤其是熬夜加班后，这种感觉会更加明显。生理期做下面这套瑜伽动作幅度别太猛。如果没在生理期，只是感觉有点累，那也可以跟着动起来，舒筋活络，整个人立刻会变得轻松许多。

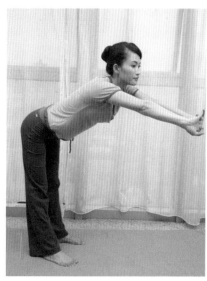 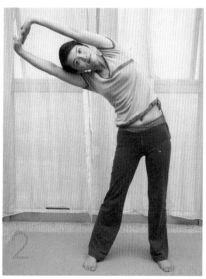

1 站立，双脚大幅度打开，双手手指交叉，翻转手腕，吸气，同时伸直手臂，上半身稍稍前倾，背部挺直。

2 呼气，同时上半身向右慢慢旋转，腰部和腹部要稍用点力，使下半身稳固，膝盖不可弯曲。

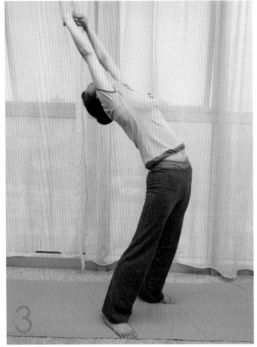

练习小叮咛

(1) 旋转上半身时不要弓腰,手臂要时刻保持伸直展开。

(2) 膝盖不可弯曲,双脚都要着地,不可离地,不用移动。

(3) 中途若吐完气就要停止动作,再吸气,然后边呼气边旋转上半身。

练习效果

这一套瑜伽动作促进了血液循环,强化了骨盆,对下腹及子宫的紧张沉重感有一定的缓解或调适作用。同时还能让全身得到放松,缓解身体的酸痛疲劳感。

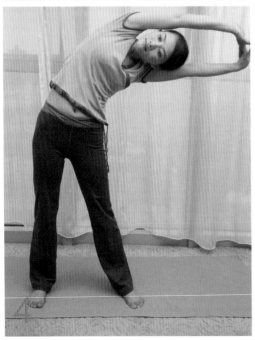

3 身体继续向后旋转,上半身尽量后仰,转动的速度稍微慢一点。

4 配合呼吸,继续向左侧旋转,调整呼吸。反方向进行同样的练习。

Part 7

远离
主妇病的烦扰

　　一个好女人，一个好妻子，显示魅力的地方不是精致的装扮，也不是成功的事业，而是在家庭中显示的魅力，比如营造一个整洁的、温馨的、浪漫的家，照顾好每个家庭成员的衣食住行，让家人感觉回到家是温暖的、舒服的、享受的，这可能就需要女人付出的更多。都说女人天生就有奉献精神，但有时候也可能会感觉很累、感觉很不公平，心中偶尔也会有厌倦感，甚至可能因为长期做家庭主妇，身体健康也会出现这样或那样的问题。我始终认为：想要爱家人多一些，就要爱自己更多一些，只有自己拥有闪亮的心态、健美的身体，才能给家人提供高质量的服务，也才能让家人对你放心，出外安心打拼。

　　作为主妇，无论你是全职的还是兼职的，在长期做家务的过程中，可能多多少少都会被一些"主妇病"所困扰，我也经常碰到一些常见"主妇病"，怎么解决呢？我把自己的一些经验分享给大家。

长时间洗涮引发"主妇手"

在没有出嫁前，我是个衣来伸手、饭来张口的主，可以说十指不沾阳春水，因此一双手郁郁葱葱的，煞是好看。自从出嫁之后，有了自己的小家，洗衣、做饭、刷碗、擦桌椅地板，一晃几年过去了，一双白白净净、细皮嫩肉的纤纤玉手，随着日积月累的洗洗涮涮，皮肤变得粗糙、干燥、黝黑、松弛，甚至会脱皮，毫无弹性，慢慢地手指都出现了皱纹，有的时候还会有小水疱或红斑，甚至会出现暗红色的小丘疹，抓起来又疼又痒，这就是俗称的"主妇手"。

有时候自己看着这双曾经引以为傲、现在惨不忍睹的手，感慨万千，尽管有时候丈夫握着这双手也会心疼得无法言语，但该做的还是要做，生活不就是这样吗？我们只能在细节上做好手部的养护工作。

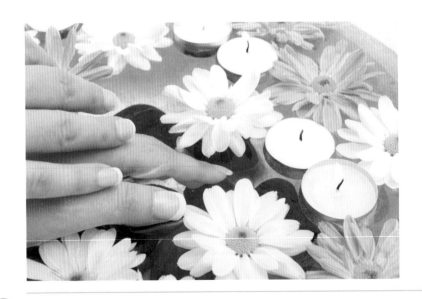

经常按摩双手

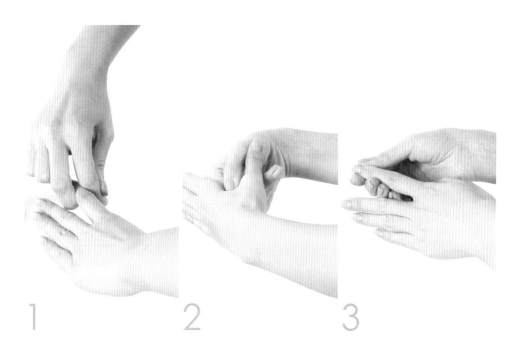

1　2　3

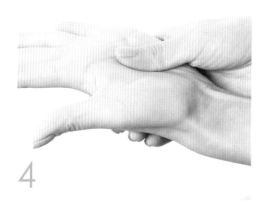

4

1 **捋手指**：双手涂抹乳液，一只手轻轻地捋另外一只手的手指。

2 **揉捏手指关节**：一手手指指肚揉捏另一只手指的第一、第二关节处，使乳液的成分充分渗透到肌肤里。

3 **按压虎口**：一手拇指指腹重力按压另一只手的虎口处，促进淋巴循环。

4 **按压手掌**：一手拇指指腹按压另一只手的整个手掌，消除手部疼痛不适。

经常活动双手

1.两手五指并拢，手臂前伸，手指屈伸，重复10~15次。

2.两臂前伸，握拳，然后将手指突然展开，重复10~15次。

3.两臂前伸，先一同由左边转动腕关节，并带动肩、肘关节，再换边，重复10~15次。

4.双手五指分开，连续用力做伸展与并拢手指，重复5~10次。

5.双手五指交叉，两拇指围绕对方转动，先由内向外，再由外向内，重复15~20次。

6.模仿弹钢琴的手指动作，先由左至右，再由右至左，重复15~20次。

7.两手手指分开，向各个方向活动，然后左右手交替抬起，再放松。

家务事里呵护双手

1. **手不是抹布**：清洗碗盘锅灶时，用长柄的刷子，避免双手与化学清洁剂接触。刷碗盘时，不喜欢用刷子，可先将碗盘放在热水中浸泡半小时，再用冷水冲洗，省时省力又护手。

2. **戴手套干活**：做家务时，不论是否会碰到水，都请戴上手套，避免接触清洁剂。

3. **洗手之后不厌其烦地擦护手霜**：护手霜多半带有天然胶原与维生素E、果酸，这些物质则可起到一定的修复作用，并给手额外的滋润，及时改观手部干燥、粗糙的状况。

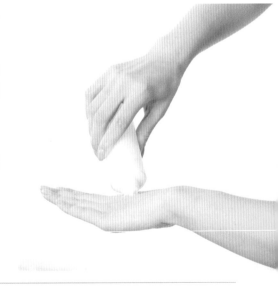

超级私房护手方

如果工作生活太忙的话，实在没时间做到每天都要护手，而又不想拥有"主妇手"的话，可以一周做一两次或固定周末做一做双手护理与保养，如果经济条件允许，可以去SPA会馆去做专业的护手流程，不想浪费这个费用的，也可以自己在家做。

护手油　植物油100克，蜂蜜50克，鸡蛋2个（取清），1朵玫瑰花或几滴玫瑰精油。将这些原料放在砂锅中，小火加热至皮肤可耐受的温度，只需将双手浸泡于其中10分钟左右即可。

按摩油　给手部按摩前擦点按摩油，效果会更显著。可取半杯橄榄油与几滴玫瑰香水，再加入1小匙蜂蜜、少量的水，调和均匀即可。按摩时双手抹点这款按摩油，能缓解手部粗糙与干燥的状况。

护手膏　取半根黄瓜，捣烂，加入1个鸡蛋黄，搅匀，再加入1小匙橄榄油即可。将护手膏涂在双手上，再戴上棉质手套，第二天洗净，你会发现双手变得滑爽、滋润。

手膜　将白砂糖与柠檬汁混合调匀，洗手后用它来搓手，美白效果明显。另外，敷过脸的面膜不要丢掉，可以用于敷手。

长时间低头引发颈肩痛

看电视、刷微博、聊微信等是我平时最喜欢做的事情，可以说我也是"低头族"中的一员，当然我还需要做很多家务，而大部分家务是需要低头来做的。长此以往，颈肩会变得僵硬、麻木，甚至出现肿块或酸痛不适。每当出现这种情况时，我会做一做下面的瑜伽动作，可以得到很大的缓解与改善，效果还是很不错的。

犁锄式

这套瑜伽可以在瑜伽垫上，也可以躺在床上练，虽然难度系数有点大，但是安全系数还是相对较高的。如果你是个瑜伽菜鸟的话，可以让丈夫稍微搭把手，保护你的安全。

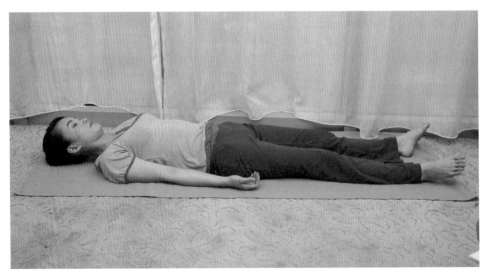

1 平躺，全身放松，深呼吸。

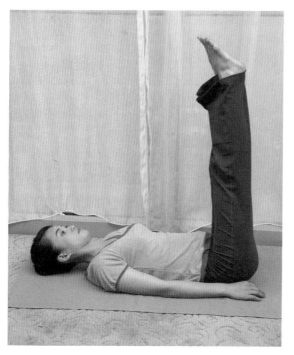

练习小叮咛

初学者肩背部较僵硬,练习
过程中不要勉为其难,只要
做到步骤3即可,这样的效
果就已经达到了。

练习效果

颈椎在整个过程中得到了
充分地舒展,有利于消除肩
颈的疲劳,防止颈肩部的肌
肉酸痛或僵硬,促进血液循
环,预防贫血。

2 双脚并拢,吸气,双脚慢慢地向上举起,直至与地面垂直。

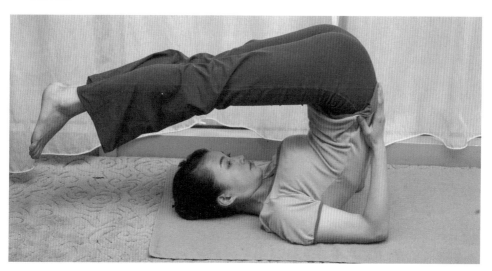

3 呼气,双脚跨过头部上方,双手扶住背部,调整呼吸。

4 双脚继续下压,让脚尖着地,双腿绷直,双手扶住背部,调整呼吸。

美人鱼式

　　头顶顶地，背肩抬起，可以极大限度地伸缩舒展颈部和肩部，而且还能很好地达到修身塑身的效果，让自己像条美人女畅快地"游"、舒服地活着。

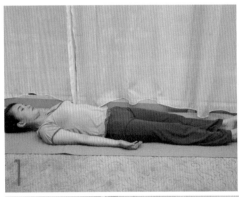

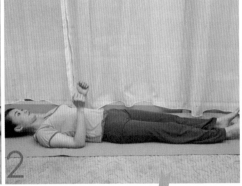

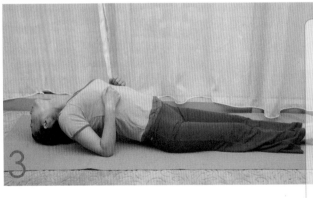

练习小叮咛

这套动作完成时，双手要尽量向头上方伸展，下巴朝上方牵引，胸口上挺。

练习效果

这套动作像一条小鱼，舒展了全身，有利于美化下巴线条，紧致颈部肌肤，预防双下巴、鸡脖子，还可帮助肩膀酸痛、颈部僵硬者缓解不适。

1 平躺，深呼吸，双臂自然垂放于身体两侧。

2 双手握拳，抬起小臂，上臂和手肘顶着地板。

3 吸气，手肘用力顶地，胸口上推；吐气，头向上仰，下巴尽量抬高，头点地。

肩环绕式

下班了，或到周末了，拿着瑜伽垫去小区的绿化区或者附近公园里，练习一下"肩环绕式"吧，让僵化一天或一周的肩膀得到放松，也可以带着孩子和丈夫一起，增加与家人的互动性与亲密性。

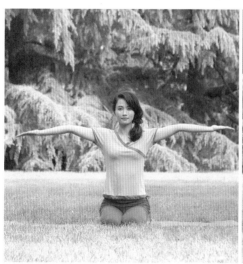

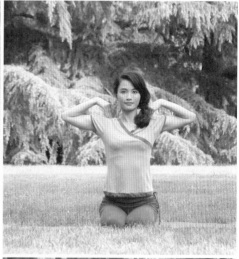

1 跪坐，脚背贴地，臀部坐在脚跟上，吸气，双臂侧平举，掌心朝上。

2 双肘弯曲，双手手指触肩，大臂与地面平行。

3 以肩为支点，双手肘由外向内环绕转圈，直至双手肘碰触到前胸，双手肘做摆动运动。

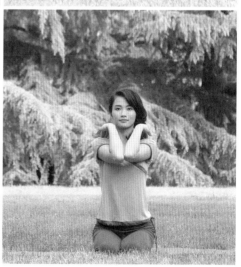

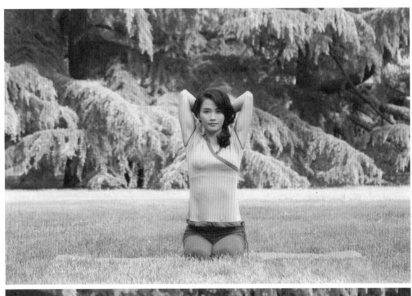

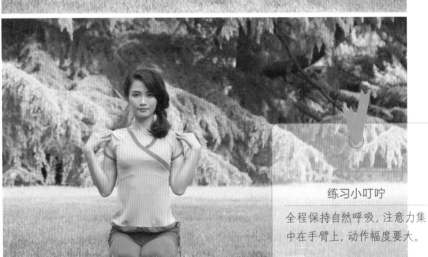

4 双手肘做180°上下摆动, 先环绕至手臂举至头部且大臂与地面垂直, 再环绕至大臂紧贴身体两侧即可。

练习小叮咛

全程保持自然呼吸, 注意力集中在手臂上, 动作幅度要大。

练习效果

这套动作完全锻炼了肩部肌肉, 有利于放松肘关节与肩关节, 活动了僵硬的肩膀, 可有效地柔化肩关节, 让肩部肌肉变得更加强韧、柔软, 告别颈肩疼痛。

长时间弯腰引发腰背痛

　　年轻时我是学校文工团的一员，腰身那是杠杠的，万万没想到，生完孩子之后我即使能恢复小蛮腰，却再也找不回练舞那会儿的身段了，抱孩子久了，我的腰都觉得酸痛，有的时候连直起腰身都费劲，躺下之后酸痛感更觉得明显了。丈夫见到我躺下后就不愿意起身，总会问我："你那腰肌劳损的毛病又犯了！"孩子一天天长大，年纪一年年增长，我的腰身也跟着老损了。岁月不饶人，那不光是失去青春年华那么简单，更重要的是身体一年不如一年。我们抓不住岁月的流逝，可以珍惜青春年华，帮助身体恢复青春年华。

强侧伸展式

　　如果身体的柔韧度足够，不妨做一做这一套瑜伽，舒展全身，纾解整颗心，每一个动作都让你如此迷人。

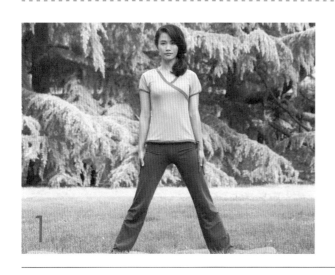

1 站立，双腿打开，略比肩宽，脊柱挺直，手臂自然下垂，目视前方。

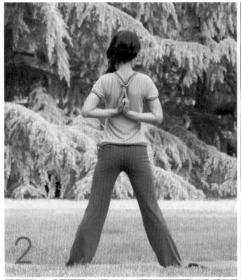

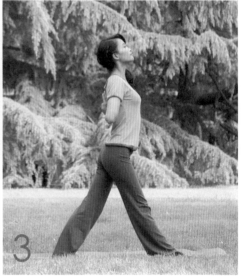

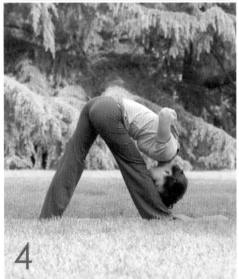

练习小叮咛

上身前屈时，双手手掌仍要紧紧地贴在一起，胸腹部与大腿前侧要紧紧贴合，手肘和肩部不要下垂，背部不能拱起。

练习效果

肩部得到充分舒展，大腿后侧的肌肉也得到充分的拉伸，腰的扭动与下弯、背部的挺直拉伸，无疑会很大程度地缓解腰背部不适，特别适合家庭主妇练习。

2 双手掌在背后合十，指尖向上，吸气。

3 上身带动右腿向右转，右脚尖指向前方，左腿保持不动，吐气，上身后仰。

4 吐气，上身前屈，脸尽量靠近小腿前侧，调整呼吸。

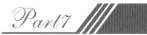
半脊柱扭动式

塌腰、弓背，长期家庭劳作，使我失去了做女人的自信。都说做女人"挺"美，这可是有要求的，不论你是在做家务活还是工作，甚至交际，体态或者姿势都应该"挺挺"玉立，练习瑜伽都不能含糊！

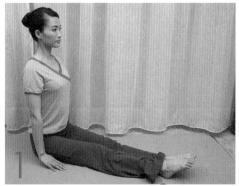

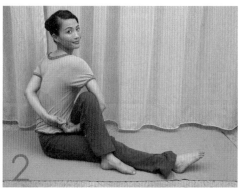

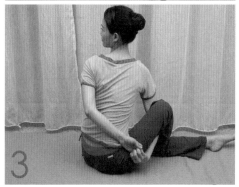

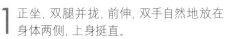

1 正坐，双腿并拢，前伸，双手自然地放在身体两侧，上身挺直。

2 屈左膝，并跨过右腿，放在右膝外侧，左手放在下背部，右手在左大腿下穿过，与左手相握。

3 吐气，腰部最大限度地向右扭转，眼睛看向右后方，调整呼吸。

练习小叮咛

练习过程中，臀部不可抬起，要尽量下压并贴地，肩膀要保持平直，不可前倾。

练习效果

腰部、颈部、背部得到最大程度地伸展，全身都得以放松，腰背疼痛会很快暂时缓解。若想要彻底摆脱腰背疼痛，打持久战是必须且必要的。

用力做家务引发手肘痛

　　每次去超市或菜市场都是大包小包的，手肘在长时间承重下会隐隐作痛，再加上我家里的地板是木质的，每次清洁我都会用毛巾使劲擦，直到能照出人影来，地毯、毛毯也都是我亲自上手刷洗，做完这些清洗过后，偶尔会感到手肘痛。当时并不在意，现在孩子大了，去上学了，我也开始恢复工作，但这并没有让我觉得轻松，反而感觉更累了，除了之前必须要做的家务，上班长时间用电脑，让手肘的疼痛感加剧。

手肘转动式

　　这是一套非常容易操作的瑜伽体式，可以在任何场景中进行练习，在家中、办公桌前、公交车上、走路时，都可以让手肘转动起来。

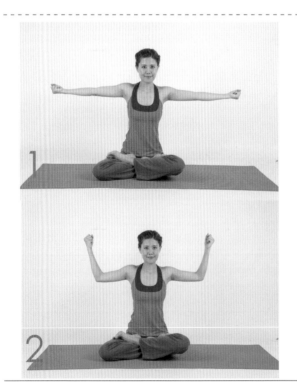

1 弯曲右膝，将右脚背放在左大腿根部之上，再弯曲左膝，将左脚背放在右大腿根部之上，双腿呈莲花坐姿坐好，双臂侧平举，掌心反转向上，双手握成拳状，平视前方。

2 双肘慢慢向上弯曲，上臂与地面平行，双肘角度呈90°角，保持背部挺直。

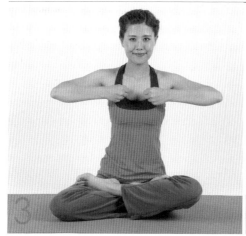
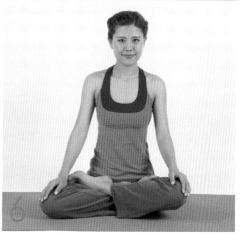

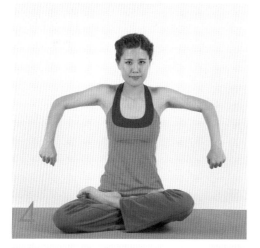

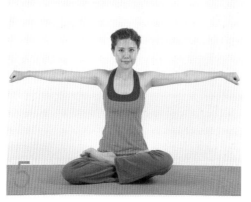

3 慢慢地向前旋转肘部, 掌心对着
肩膀, 臀部不要离开地面。

4 继续向下旋转, 掌心向后, 上臂与
地面平行, 双肘角度呈90°角。

5 向身体两侧伸直手臂, 掌心向后,
两臂与地面平行。

6 缓缓放下手臂, 回到初始坐姿, 双
手放在膝上, 深呼吸。

练习小叮咛

(1) 保持身体端正, 动作轻盈缓慢。
(2) 动作和呼吸保持协调自然, 适当
增加练习次数, 可使效果倍增。

塑形功效

这套瑜伽体式能够锻炼肩关节和肘
关节, 有效柔化肩关节和肘关节, 使其
灵活、柔软、强韧, 活化僵硬的肩部、
肘部, 消除肘部疼痛感。

压力引发神经衰弱、失眠

在孩子出生之后，来自工作、家庭的压力下，我整个人精力憔悴，开始出现失眠、神经衰弱症状。为了摆脱这种糟糕的状态，我开始学会自我调节。

当孩子睡着了，我会趁着这个间隙快速做完家务，然后练习一些能够放松身心的瑜伽体式，让身心内流动的浊气，随着瑜伽一个步骤一个步骤地驱逐出去。

扭腰舒缓式

静谧的夜晚，只要辗转难眠，我就会在床上扭动小蛮腰，舒缓疲倦的身体，舒畅疲乏的精神，还有利于帮助消化。

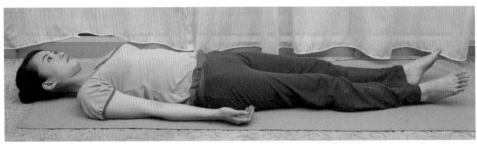

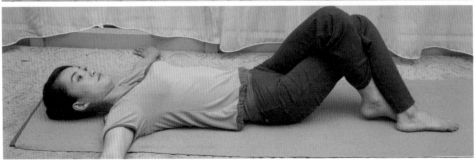

1 平躺，放松全身，深呼吸。

2 两手左右平伸，双膝弯曲，左腿跨过右膝，左脚由右腿外向内反勾住右小腿。

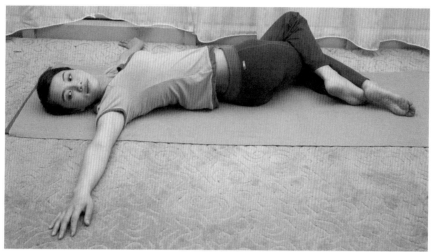

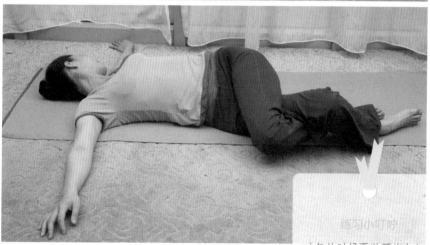

3 吸气，头向右侧转，双膝向左侧最大程度地倾
斜，深呼吸。

4 左右侧交替进行。向前方远远直伸出去。

练习小叮咛

吐气的时候要以腰为中心，
上下身朝着不同的方向扭
转，肩与膝盖要尽量着地，
保持顺畅呼吸。

练习效果

扭扭腰，纤腰瘦腿，强化
膝关节，放松身心，舒缓神
经，释放压力，改善睡眠质
量，帮助入睡。

瑜伽放松式

　　每当精神状态极差，出现失眠多梦时，我都会练习这套放松瑜伽体式，以缓解紧张的神经，帮助睡眠。有时候我感到家务事烦心、生活压力强大时，也会练练这套瑜伽体式，心情就会舒畅很多。

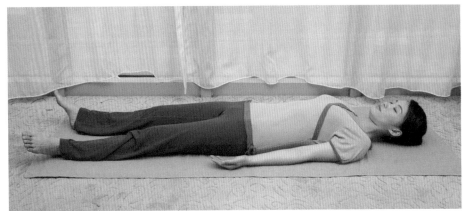

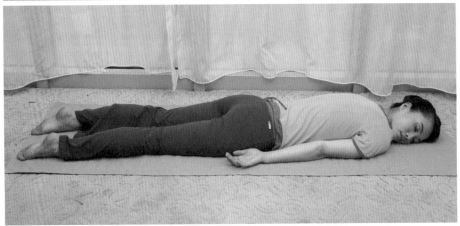

1 仰卧，双脚打开与肩同宽，双臂向斜下方打开，手掌朝上，双眼轻闭，放松全身，自然呼吸。

2 俯卧，双脚打开与肩同宽，双臂向斜上方打开，手掌朝上，脸朝向一侧，轻轻闭眼，全身放松。

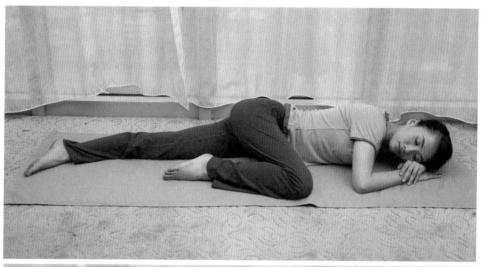

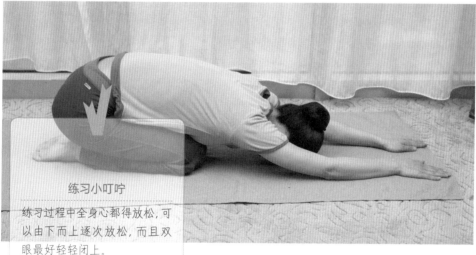

练习小叮咛

练习过程中全身心都得放松,可以由下而上逐次放松,而且双眼最好轻轻闭上。

练习效果

感到劳累或疲倦,甚至心情郁结,每做完一个瑜伽姿势,都可以做一下这一套放松式,有利于血液循环,提高氧的吸收率,帮助你缓解情绪、冷静头脑、克服失眠。

3 俯卧,头转向右侧,十指交叉并置于头部下方,右膝弯曲,膝盖尽量靠近胸部,头部置于左臂弯曲处,自然呼吸。

4 跪坐,双脚并拢,臀部落在脚跟上,额头贴地,双臂放松,放在头部两旁,放松全身。

劳累引起的全身疲乏

　　女人到了一定的年龄，不服老都不行，尤其是超过30岁，除了身体素质逐渐下降之外，家中上有老下有小，中间还有个正在处在中年危机的男人，各方面都要照顾好、打点好。下班要去学校接孩子，回家后开始忙活一家人的晚饭，吃完饭陪着孩子做作业，晚上讲故事哄孩子睡觉，孩子睡了，接着干剩余的家务，第二天还要早起做早饭，送孩子上学，然后自己去上班。这样的日子循环反复。

健康瑜伽暖身式

　　瑜伽不仅是瑜伽垫上的工夫，也是床上的一种享受，不论你是工作得太疲累还是做家务事儿太劳累，都可以在瑜伽垫或在床上练练瑜伽、暖暖身、解解乏。

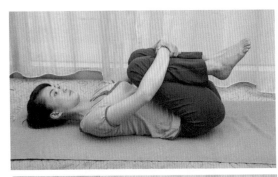

1 平躺，吸气，双手抱膝，弓背，收下巴；吐气，下巴尽量靠近膝部，调整呼吸。

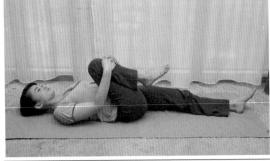

2 吸气，伸直左腿，双手抱住右膝，吐气，将右大腿压向腹部，调整呼吸。

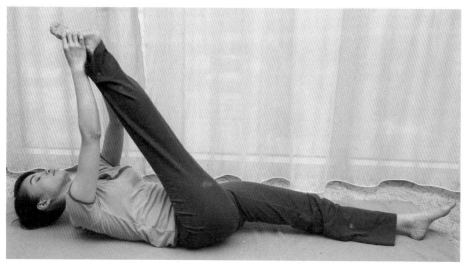

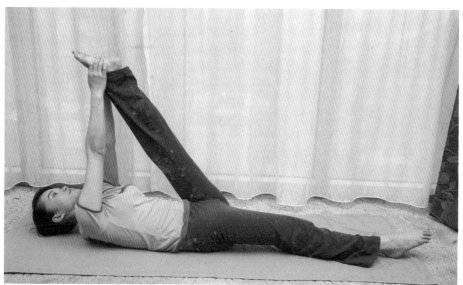

3 吸气，放开手，双手抓住右脚，吐气，左腿伸直靠近胸部，足尖在头前方保持不
动，调整呼吸。换左腿做相同动作。

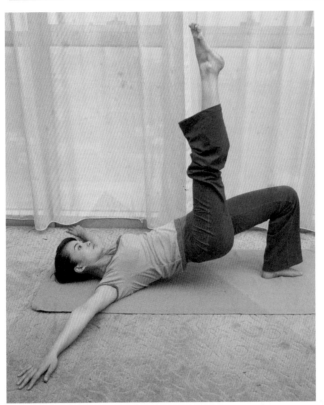

4 吸气,双臂打开,竖起左膝,吐气,抬高腰,右腿向上伸直,调整呼吸。

5 吸气,右腿放下,吐气,腰抬高,调整呼吸。

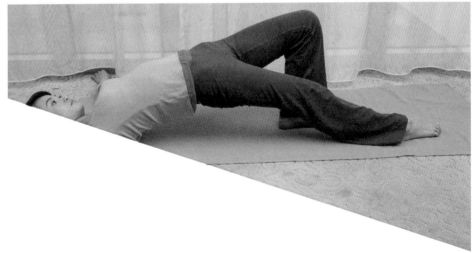

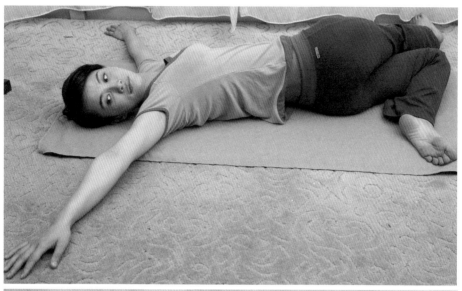

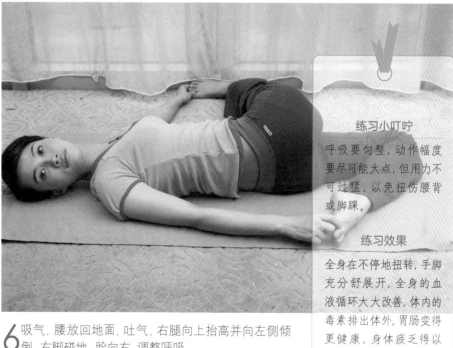

练习小叮咛

呼吸要匀整，动作幅度
要尽可能大点，但用力不
可过猛，以免扭伤腰背
或脚踝。

练习效果

全身在不停地扭转，手脚
充分舒展开，全身的血
液循环大大改善，体内的
毒素排出体外，胃肠变得
更健康，身体疲乏得以
缓解，整个人身心得到
舒缓。

6 吸气，腰放回地面，吐气，右腿向上抬高并向左侧倾
倒，右脚碰地，脸向右，调整呼吸。

7 吸气，右手抓住左脚的脚趾，左手抓住右脚的脚趾，脸
向右，吐气，尽量打开脚，调整呼吸。

锻炼精神瑜伽暖身式

抑郁需要排解、焦虑需要排除，生活需要温度，练练瑜伽，暖暖身子，温暖精神，排忧解难，收拾好心情。

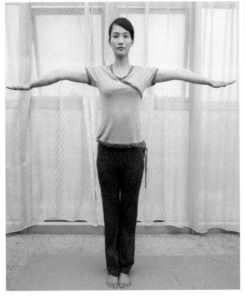

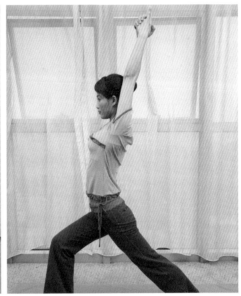

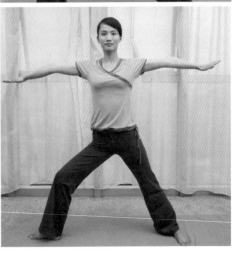

1 脚跟靠拢，直立，吸气，双臂上举与肩同高，吐气，伸直背部，调整呼吸。

2 吸气，右腿向前跨一大步，轻轻弯曲膝盖，双手合掌，吐气，双手上举，上身尽量后仰，调整呼吸。

3 吸气，上身恢复原状，吐气，双臂在肩的高度打开，上身向左扭转，调整呼吸。

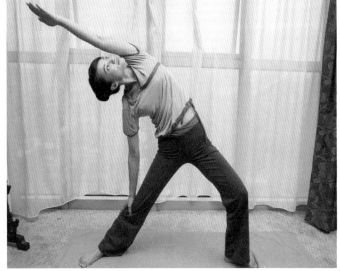

4 吸气，右手放在右大腿上，左手举高，吐气，上身向右倾斜，调整呼吸。

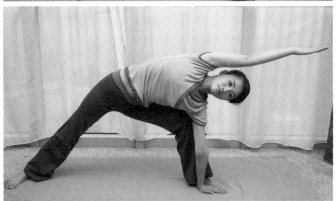

5 吸气，上身恢复原状，左膝弯曲，左手手掌和左脚内侧并排放在地上，吐气，右手向上举，与右腿成一条直线斜向伸直，调整呼吸。

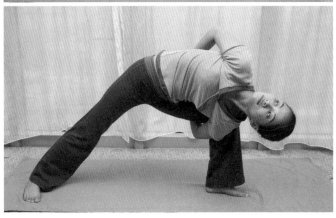

6 吸气，右手与左手在背后握住，吐气，左肩向后拉，挺胸，眼看天花板，调整呼吸。

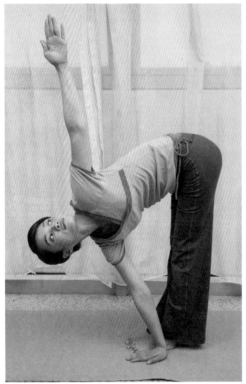

7 吸气，直立，右手放在左脚侧方，反方向贴地，吐气，左手向上举，眼睛望向指尖看天花板，调整呼吸。

8 吸气，直立，双手在身体的正前方抬高，与肩同高，吐气，腰向下慢慢放下，蹲下，调整呼吸。

练习小叮咛

经常练习，有利于转换情绪，给人建立自信，使人摆脱抑郁与焦虑心情。

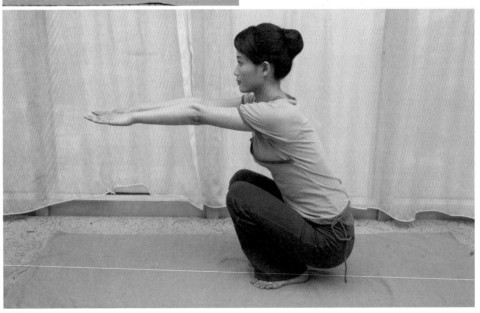

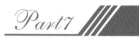

琐事引发心情抑郁、焦虑不安

大学毕业后，开始工作，职场菜鸟什么都要做、什么都要从头学，压力可想而知，周围的同事与大学时的感觉完全不同，彼此心中都多多少少有那么一点竞争的小九九。然后结婚生子，这是两个家庭的融合，不同的生活习惯、不同的环境注定会有很多的碰撞与冲突，尤其是等到孩子出生后，每天的日子就像在打仗，让人烦不胜烦，对未来产生了焦虑不安，于是我心情抑郁了。

英雄式

瑜伽是自由的，不需要墨守成规、一成不变，室内、室外都可以让你畅快淋漓地享受到自由的空间，哪怕在浴室里，也可以干净利落地感受轻盈与放松。

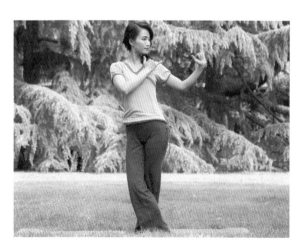

练习小叮咛

这一动作完全可以在浴室高温下进行，发汗排毒，完全放松身心，效果更明显。

练习效果

若想要保持身体平衡，就必须集中注意力，要求练习者排除心中一切杂念，心平气和地接受现状，克服焦虑、抑郁的心情。

1 右腿弯曲，跨过左腿，放在左侧，左髋向右送出，带动上身向右弯曲，身体呈"S型"。

2 双手的食指、中指、无名指均弯曲，两臂弯曲移至身体左侧，右手手背向前，左手手背向后，犹如吹笛子般的姿势。

龟 式

人在抑郁时会因为没有自信而蜷曲身体，好比龟缩。做一做龟式动作，可起到以毒攻毒的效果。

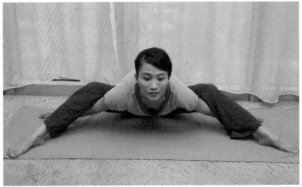

1 坐姿，双脚打开约为腰宽的两倍，膝盖竖起，两臂伸到膝盖下，指尖朝向正侧方，手掌贴地，上身前屈，同时双手滑向地板两侧，吸气。

2 呼气，继续前屈，双手在背后交叉相握，调整呼吸。

3 吸气，放开双手，吐气，前屈更深，使下巴、胸部贴地，腿伸直，竖起脚掌，调整呼吸。

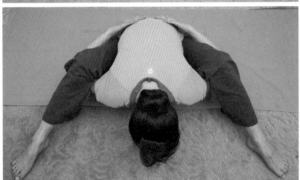

练习小叮咛

上身前屈时，不要驼背，脊柱要尽量放松，手臂尽量向两侧伸展，脚趾要确保着地。

练习效果

身体向前屈伸，全身筋骨得以放松，呼吸变得畅快，自信心恢复或大增，整个人豁然开朗，抑郁消除，焦虑解除，心情轻松自然。

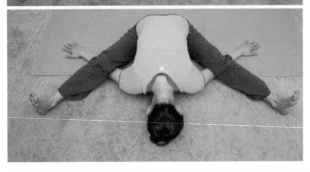

Part 8

与家人
一起练瑜伽

　　家是温暖的壳，是没有桃花的桃源，是一枚小小的创可贴。身体累了，它就是我们休息的驿站；心灵倦了，它就是我们疗伤的医院；有难言之隐了，它就是我们一吐为快的港湾。即便我不能常回家看看，家依然是家，不舍不弃；无论你爱不爱这个家，家就在那里，不来不去。

　　家就一个字，却有着道不尽说不完的家长里短，承载着那么多人的期盼与归宿。家和万事兴，简简单单的一个"和"，却藏着多少家庭的辛酸苦辣，夫妻和睦、儿孝女顺真的就那么难办吗？我的秘诀很简单，瑜伽，让丈夫、孩子一起参与，你的世界不再孤独，他们的世界不再单调，互动空间多了，亲情增强了，我们的家温馨了，幸福离我们越来越近了。

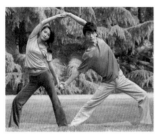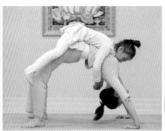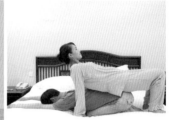

亲子瑜伽——与孩子的另类交流

印象之中,我的小公主豆豆在一岁半左右就很喜欢模仿大人说话,大人的一些动作都会在不经意间被她模仿了去。当我第一次发现女儿开始模仿我说话时,我兴奋地给婆婆打了电话,正巧小姑子在家,顺便闲聊了两句。她家小公主比我家的大6个月,特别淘气,模仿能力也超棒,甚至会学小姑子骂人,这顿时让我很不安,我家小豆豆要是也学我的坏习惯怎么办?

因为这一念想,我整夜睡不着,在床上辗转反侧,最终忍无可忍,把丈夫从睡梦中叫醒,我开始把事情的原委和我的担心告诉了他。和丈夫讨论后认为既然小豆豆善于模仿,就多引导,从兴趣从发,让她学点好的不就成了。

我的兴趣爱好?瑜伽占第一,正巧小豆豆喜欢跳舞、喜欢音乐,干脆让她和我一起练练瑜伽,也不是专门教她,只是在她面前我操练起来,让她看着、学着,甚至和我互动起来,也算是我和小豆豆的一种轻松自在的交流方式吧!事实上,与其说是交流方式,倒不如说更像一种亲子交流游戏。看亲子教育书或上亲子教育课,花那个冤枉钱,倒不如身体力行,让孩子跟着你运动起来、活跃起来、开心起来,这一切都是用钱买不来的幸福时光,这一切都是用钱买不来的童年时光,这一切更是用钱买不来的亲密亲子感情。

战士一式

　　孩子是单纯的，单纯到什么都不需要，只需要父母抽点时间陪他们玩玩，哪怕只是静静地坐在他旁边陪他看会儿动画片。哪怕你再忙，只需在家腾出一小块地方，领着孩子做做伸展运动，他就会变得更健康，还一点都不耽误母子情分的培养与增进。

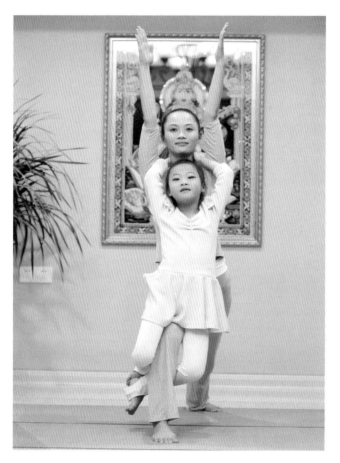

练习小叮咛

妈妈不仅要保证自身重心稳，还得保证宝宝的平衡，以免摔着宝宝。

练习效果

这套动作妈妈和宝宝的脊柱都得到了充分的伸展，腿部和背部的力量得到了强化，宝宝的注意力与平衡力也得到了增强。

1 妈妈弯曲右膝，使大腿与地面平行，左腿向后伸，重心放在两腿间。宝宝坐在妈妈的大腿上，背部贴在妈妈胸前，双腿向内收紧。

2 吸气，妈妈向上举起双手并尽量向上伸展，宝宝也向上伸展双手，并环绕妈妈的脖子；吐气，妈妈收紧腹肌，右大腿尽量与地面平行。

战士二式

　　一边抱孩子一边吃饭，这是大多数妈妈都练过的高超"技艺"，孩子坐在妈妈的左腿上，妈妈的左手还得搂着孩子，用右手很快地吃着饭。这种争分夺秒的日子，偶尔想起来我都会很怀念，这种姿势要是揉进瑜伽动作中，不知道会是什么样的效果！

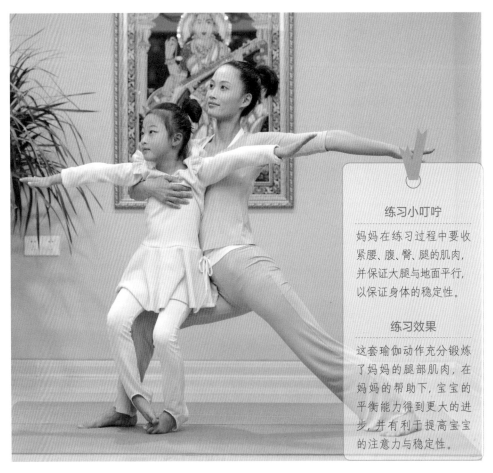

练习小叮咛

妈妈在练习过程中要收紧腰、腹、臀、腿的肌肉，并保证大腿与地面平行，以保证身体的稳定性。

练习效果

这套瑜伽动作充分锻炼了妈妈的腿部肌肉，在妈妈的帮助下，宝宝的平衡能力得到更大的进步，并有利于提高宝宝的注意力与稳定性。

1 妈妈打开两腿，比肩略宽，屈右膝，挺直脊柱；宝宝坐在妈妈的右大腿上，妈妈用右臂环抱住宝宝，将右手放在宝宝的腋下。

2 吸气，妈妈伸展左臂，宝宝伸展双臂，胸廓与脊柱都充分舒展开，眼睛看向右指尖。

双腿背部伸展式

我的小豆豆还没学会走路时，总喜欢骑在我大腿上，然后让我前后摇晃她，还得给她唱："摇啊摇，摇到外婆桥……"每次这样一摇，我那么一唱，她总是乐得咯咯笑，她那纯真的笑声总会融化我的心。小豆豆现在长大点了，我就把小时候的这一举动改成瑜伽动作，和她套套近乎、亲近亲近，她还是会笑得那么天真和灿烂。

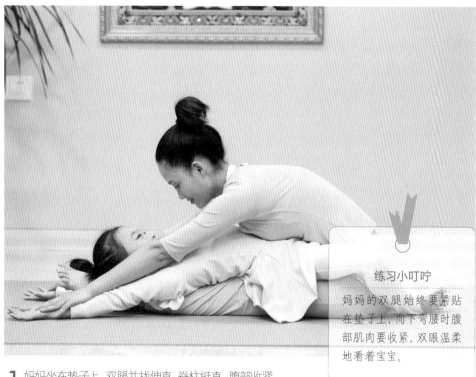

练习小叮咛

妈妈的双腿始终要紧贴在垫子上，向下弯腰时腹部肌肉要收紧，双眼温柔地看着宝宝。

练习效果

这套瑜伽锻炼了妈妈的背部与腿部，有利于缓解背部与腿部的僵硬状态，并可增进亲子关系。

1 妈妈坐在垫子上，双腿并拢伸直，脊柱挺直，腹部收紧；宝宝的双腿打开，背部放松，平躺在妈妈的双腿上。

2 吸气，妈妈从体前向上伸展手臂，手掌心相对；同时，宝宝也向上打开手臂，伸展脊柱。

3 呼气，妈妈向前、向下弯腰，双手握住宝宝的小手，微笑地看着宝宝。

下犬式

　　豆豆小巧玲珑，从小就惹人疼爱，她也爱缠着我，有时睡觉都会趴在我身上睡，压得我再累，我也不嫌弃。豆豆长大点了，总会天真地告诉我："妈妈，小时候我趴在你身上睡，你今天那么累，你就趴在豆豆身上睡吧！"她的话音刚落，我就一把搂着女儿的脖子，亲亲她的小脸蛋，感动地说："妈妈可不忍心把我的小心肝给压坏了。"孩子的天真无邪有时拦都拦不住，这套瑜伽可以满足孩子的小小心愿哦！

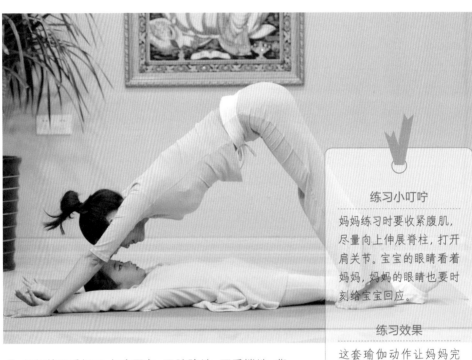

练习小叮咛

妈妈练习时要收紧腹肌，尽量向上伸展脊柱，打开肩关节。宝宝的眼睛看着妈妈，妈妈的眼睛也要时刻给宝宝回应。

练习效果

这套瑜伽动作让妈妈完全舒展和放松了背部脊椎，对肩关节的僵硬与疼痛症状有缓解作用。妈妈与宝宝脸对脸，眼睛也对视，令人愉悦。

1 妈妈的两手打开，与肩同宽，双膝跪地，双手撑地，背部与地面平行；宝宝仰躺在垫子上，双脚放于妈妈的双脚上，双手放于妈妈的双手内侧，眼睛看着妈妈。

2 呼气，妈妈的双手向后推，臀部带动身体向上抬起，脚跟落在地板上，从侧面看妈妈的身体像极了倒"V"字。

轮式

　　"爱我你就抱抱我，爱我你就亲亲我，爱我你就夸夸我，爱我你就陪陪我……"孩子对父母的要求如此简单，你还能拒绝吗？我练瑜伽时，小豆豆总会爬到我身上，这也许在你眼里就是捣乱，可在我眼里那是赤裸裸的爱，我一点儿都不生气，反而会鼓励她，任凭她"捣乱"，哪怕摔一跤，那也是成长。

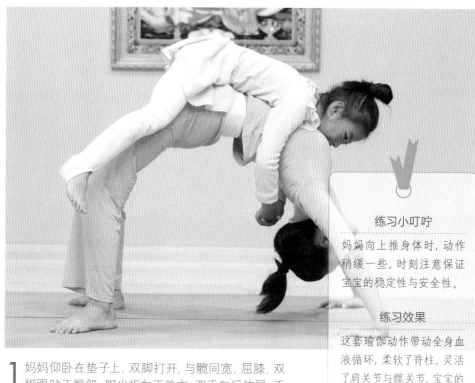

练习小叮咛

妈妈向上推身体时，动作稍缓一些，时刻注意保证宝宝的稳定性与安全性。

练习效果

这套瑜伽动作带动全身血液循环，柔软了脊柱，灵活了肩关节与髋关节，宝宝的专注力与平衡感也增强了不少，与妈妈的亲密接触变得更有趣了，也满足了宝宝的好奇心与寻求刺激的心理。

1 妈妈仰卧在垫子上，双脚打开，与髋同宽，屈膝，双脚跟贴于臀部，脚尖指向正前方，双手向后伸展，手掌放于双肩下方，手指尖指向脚尖；宝宝俯卧在妈妈的胸、腹部，双手与双腿充分展开并牢牢环抱住妈妈。

2 吸气，妈妈双手、双脚同时用力将身体向上推起来，让身体成一个弓形，头与颈部放松下垂。呼气时，收紧腹肌，让腰腹部更加舒适的伸展。

轮式与弓式

如果你实在不敢冒险让宝宝在你身上和你一起做轮式瑜伽，你也可以让宝宝在你的羽翼呵护下，轻松地做做弓式瑜伽吧！

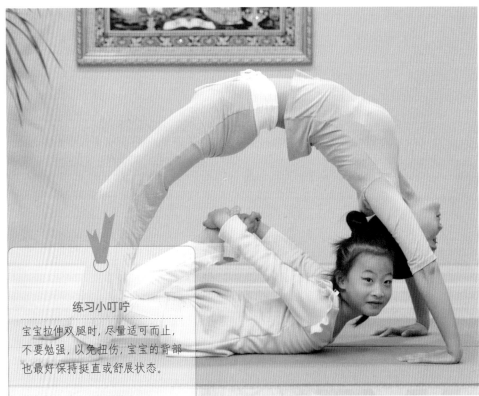

练习小叮咛

宝宝拉伸双腿时，尽量适可而止，不要勉强，以免扭伤，宝宝的背部也最好保持挺直或舒展状态。

练习效果

这套瑜伽动作安全系数比较高，柔软了妈妈和宝宝的脊柱，也增强了妈妈与宝宝整个背部的力量，有利于促进消化，对改善宝宝的积食大有益处。

1 妈妈继续保持轮式姿势，宝宝则俯卧在垫子上，自膝盖处弯曲两腿，脚跟尽量靠近臀部，然后用双手抓住同侧的脚踝。

2 吸气，宝宝向上伸展脊柱，双手也向上拉伸双腿，若能做到手臂伸直最好，眼睛看向正前方。

夫妻瑜伽——点燃爱的小火柴

　　有人说，婚姻是爱情的坟墓。有人说，婚姻有七年之痒。我却觉得婚姻的维系始终靠个人！世上无难事，只怕有心人。婚姻这条路，只要你选择了，你就应该选择理解对方、包容对方、尊敬对方、爱护对方，因为他是你今后生命中最重要的人。理解不是迁就、包容不是忍让、尊敬不是敢怒不敢言、爱护不是溺爱，爱情或婚姻面前人人平等，面对爱情或婚姻都不应该失去自我。

　　时间在继续前进，我们的心态老了不少，但拌嘴、吵架、冷战依然会出现，只是每次这样，瑜伽就像"和事佬"一样劝和。亲身经验告诉我，夫妻或情侣瑜伽是点燃爱的小火柴。夫妻瑜伽不仅增加了夫妻之间的感情，让枯燥的生活更具情趣，而且也让丈夫的身体越来越健美。

舞蹈式

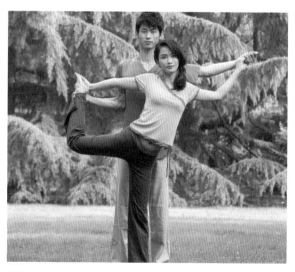

妻子像跳舞时的舞蹈动作一样,将一条腿高高抬起,丈夫则从后面帮妻子支撑住身体。

练习小叮咛

妻子的重心在站立的一条腿上,一手扶住上抬的脚踝;丈夫双腿稍微打开一些以扶住妻子站稳。

练习效果

妻子舒展了全身,有利于促进全身血液循环,丈夫给妻子支撑,更有助于增进夫妻感情。

顶峰式

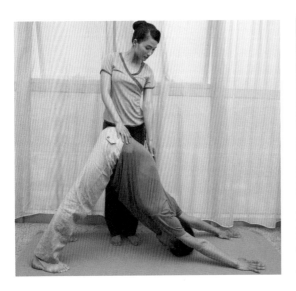

练习小叮咛

丈夫抬高臀部时，手臂要伸直，头朝下，让自己冷静冷静。

练习效果

有助于丈夫得到放松与休息，帮消除大脑疲劳，强壮坐骨神经。

丈夫跪坐，双手撑地，吸气时伸直膝盖，提高臀部，使脚跟着地，调匀呼吸。妻子在旁边扶住丈夫的腰部和背部，帮助其发力。

半新月式

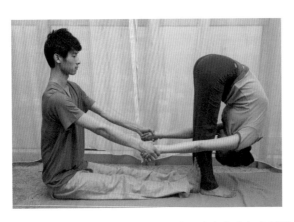

练习小叮咛

丈夫的脚板要撑住妻子的脚踝，帮助妻子保持平衡。

练习效果

有助于缓解疲劳、消除肌肉酸痛症状；丈夫也获得了一定量的筋骨锻炼。

妻子双脚并拢，站立，向前弯腰，使上半身完全与大腿贴合，鼻尖触碰到腿部；丈夫端坐，双腿并拢，前伸，脚板抵住妻子的小腿，挺直腰背，双手前伸，拉住妻子伸直的双手。

骆驼式

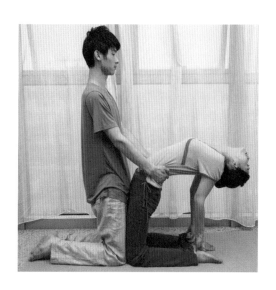

练习小叮咛

妻子舒筋活络,身体曲线变优美了,精神状态变好了,与丈夫的感情加深了。

夫妻两人面对面跪立,两膝互相靠近,丈夫双手扶住妻子的腰部;妻子两腿分开,吸气,两手放在髋部,轻弯脊柱;呼气,两手慢慢扶住脚掌,向后仰头,将脊柱向大腿方向推。

拱桥式

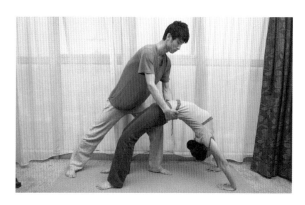

妻子的身体向后弯曲成一拱桥,双手掌撑地,双脚着地;丈夫在旁边,一腿向前大步迈开上半身前倾,双手扶住妻子的腰。

练习小叮咛

该动作专业性较强,没有一定基础的人不要轻易尝试,就算要练习,最好有丈夫在身旁协助。

练习效果

疏通筋骨,活动腰部,进一步缓解腰部疼痛不适。

渔网式

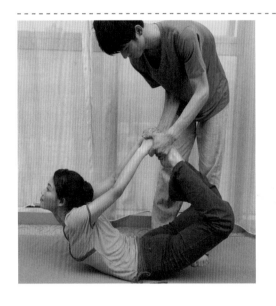

练习小叮咛

妻子的身心得以放松，五脏六腑得到了锻炼，并与丈夫的感情更进一步了。

妻子躺在地板上，手臂和腿部均用力向上抬起；丈夫在一旁犹如捞鱼网一样，将妻子的手和脚拉住并拢抓在一起。

幻椅眼镜蛇式

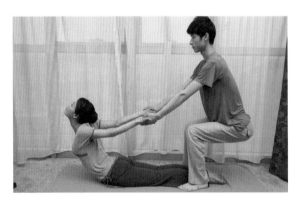

妻子俯卧在垫子上，上抬上半身，双手向后伸直并与身体上抬；丈夫像坐在椅子上一样的姿势，双手向前从妻子的后面拉伸妻子的手臂。

练习小叮咛

丈夫拉住妻子的手臂，并要有拉的力度，帮助妻子的上半身拉至与地面垂直最佳。

练习效果

锻炼了妻子的肩背部，缓解肩背不适；增强了丈夫的腿部和手臂的力量及腿部肌肉。

双飞燕式

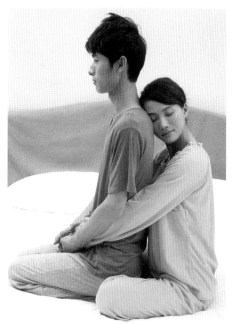

1 丈夫取金刚坐姿, 双手相叠放于大
腿上; 妻子取莲花坐姿, 双手抱住丈
夫的腰部, 脸贴在丈夫的后背上, 自然呼
吸, 身体放松。

2 丈夫取猫式起式, 手脚着地并跪于垫
子上, 脚尖踮起, 眼睛朝前看; 妻子双
手放在丈夫的肩上, 脚尖踮起站在丈夫
的身后, 臀部上提、脊柱伸展、眼睛朝前
看, 调整呼吸。

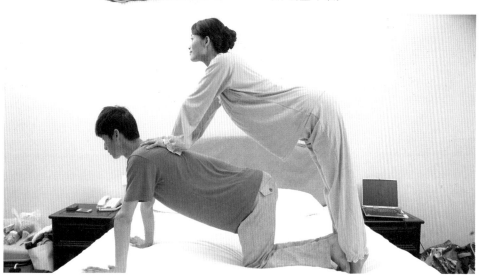

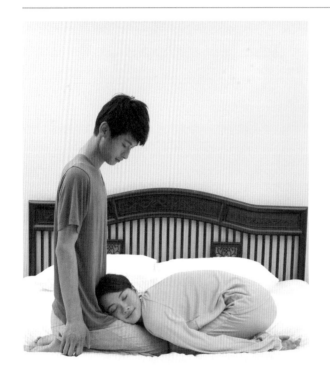

3 两人面对面跪坐在脚跟上，妻子一边呼气一边将脊柱一节节往前推送，直到腹部贴于大腿上，头转向一侧放到丈夫的大腿上，双臂自然向后伸展，掌心向上，指尖、脚尖朝着同一方向。丈夫不动，均匀呼吸。

4 两人背靠背，取莲花坐姿，双手自然地放在膝盖上，放松全身，头轻轻地靠在对方的肩膀上，脸朝向天花板，双眼轻闭。

练习效果

帮助妻子改善腰背部不适，并积极地提高双方的睡眠质量，更可增进夫妻两人的感情。

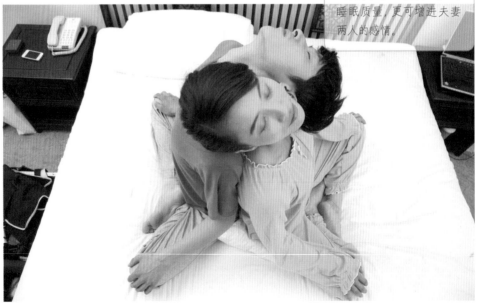

背靠背瑜伽式

1 两人背对背坐在床上, 两腿打开与肩同宽, 脚背勾起, 两手自然地放在身体两侧, 指尖轻轻点地, 抬头挺胸, 脊背挺直, 两人的臀部紧紧贴合。

2 两人的臀部、背部保持贴合状态, 上半身慢慢前倾, 尽可能地前倾, 手和腿的位置不变。

练习小叮咛

动作迟缓, 下巴不要太用力下拉, 下巴与颈部最好能保持一个球的距离。另外, 做步骤1时要保证躯干与腿部成90°, 做步骤2时臀部不可离地, 扭转身体时要有节奏地呼吸。

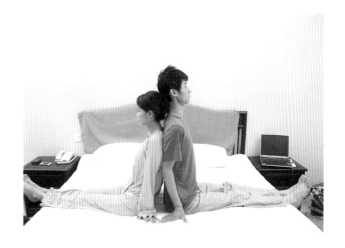

练习效果

锻炼了脊背, 使脊背更加挺直, 改善驼背现象; 增进了夫妻感情, 也能帮助更好地入眠。另外, 对丈夫白天上班背部与腰部因久坐而造成的肌肉酸痛有明显的缓解功效。

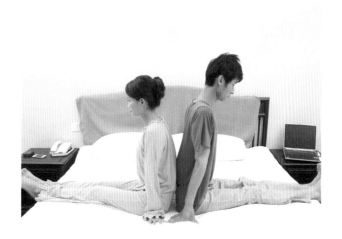

船　式

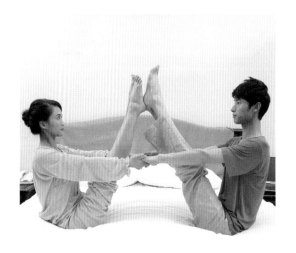

练习小叮咛

练习时要配合呼吸，吸气时向上拉
伸脊柱，吐气时将鼻子拉向膝盖。

练习效果

缓解了背部与膝关节的疼痛，提
高睡眠质量。

端坐，吸气，伸直双脚并将双脚并拢
在一起，使脚趾向上举高，两人的脚
掌紧贴在一起，双臂交握。

幻椅式

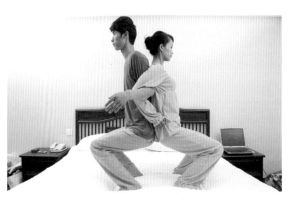

练习小叮咛

下蹲时以膝盖成90°为最佳标
准，竭尽所能地维持身体平衡。

练习效果

这一动作有利于锻炼腿部肌
肉，预防并改善驼背现象，还
能有效地促进睡眠。

夫妻两人背靠背，两个手臂同侧交叉，慢慢下蹲，维持
马步动作，想象身后有一把椅子。

肋骨拉长式

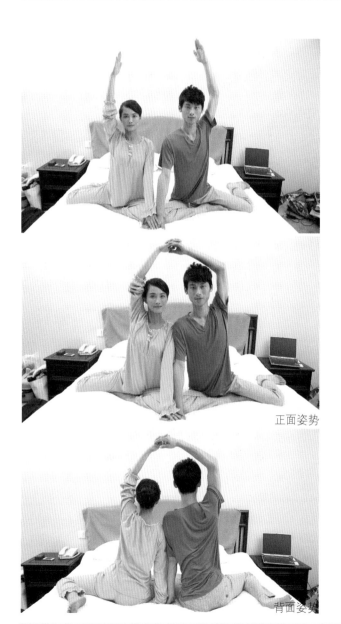

正面姿势

背面姿势

练习小叮咛

外侧的两手向外拉扯
时,其实是利用四指巷
口进行相反作用力的拉
扯。两人坐在一起时,
内侧的手最好一手在
前,一手在后。

练习效果

有效地舒展了上半身
的侧面线条,促进消
化,有助于提高睡眠质
量。

1 两人坐在一条直线上,
相距两个虎口的距离,
两腿朝外,外侧的腿弯曲,
脚背贴地并绷直,内侧的
腿屈膝,脚跟贴在大腿根
部。两人的内侧手臂均伸
直,指尖点地以支撑,外侧
的手臂向上伸展,手肘弯
曲,掌心朝前。

2 两人慢慢地将外侧的
手在头顶相握,然后使
劲向外拉对方的手,感觉
身体侧面被拉伸。

"人"式

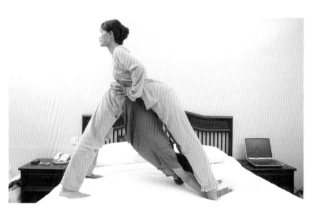

丈夫站立，双脚分开，双手撑地，吸气时伸直膝盖、提臀，脚跟着地；妻子站立，双脚分开与肩同宽，然后将上半身前屈，下半身紧紧靠在丈夫的身上。

练习小叮咛

双方的呼吸要均匀，男女双方也可交替进行，效果会更明显。

练习效果

这一套瑜伽动作可改善夫妻间的性生活，同时帮助丈夫与妻子更好地入睡。

跪背式

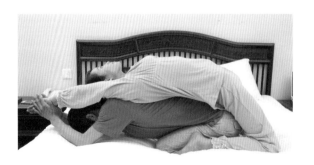

丈夫跪坐在脚后跟上，上本身前屈伏在床上，双手向前伸直，脸埋在被褥里；妻子与丈夫背靠背，双膝跪在床上，向后仰上半身至与丈夫背贴背，双手前伸，丈夫紧紧地抓住妻子的双手以助力。

练习小叮咛

妻子向后下腰时应量力而行，切不可操之过急。

练习效果

夫妻两人充分舒展了脊柱、手臂，促进了血液循环，有利于提高睡眠质量。

推掌式

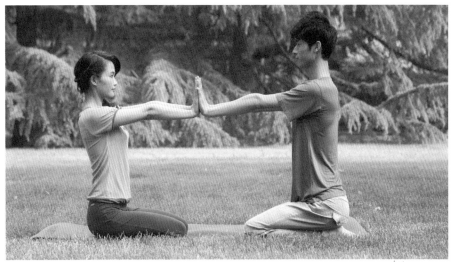

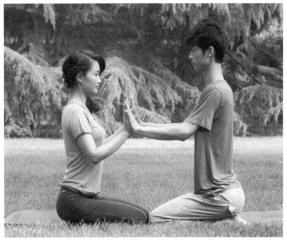

1 夫妻两人面对面跪坐，挺直腰背，双手均向前伸直，双手掌合掌，目光平视对方，微笑，调整呼吸。

2 双方也可以左右来回推掌，即丈夫伸直手臂，妻子屈肘，反之亦然。

练习小叮咛

双方相距不要太远，以双方伸直手臂手掌刚好可以合掌为宜。前后推掌时力度不宜太大，以免推倒对方。

练习效果

从最简单的深呼吸开始，让自己慢慢进入状态，并有助于集中注意力。

合二为一式

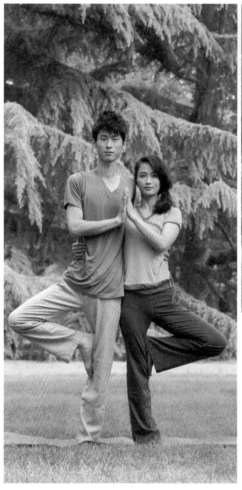

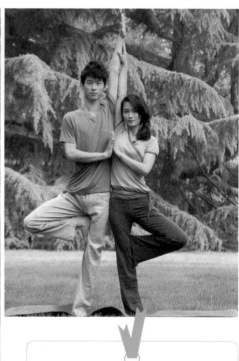

1 夫妻两人肩靠肩站立,外侧腿均屈膝,脚掌置于内侧大腿上,外侧手合掌并置于胸前,内侧手放在对方腰后。

2 放在腰后的手掌相握,然后慢慢地向上高举。

练习小叮咛

为了保持平衡,夫妻两人不用靠得太近,站立时双腿也可以稍微分开一些;练习过程中,夫妻两人的眼睛可以看着对方。因为男女的身高、比例都不同,在单腿站立时就要凭借腰部互相搂抱的双臂来给予一定的平衡感。

练习效果

充分舒展了背部与手臂,有利于增强腰背部的力量,增进夫妻两人的感情。

双管齐发式

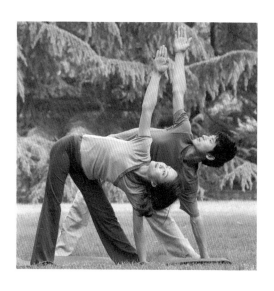

练习小叮咛

夫妻两人的臀部、背部要紧贴在一起，以便保证侧弯时身体不会向前倒。初学者，若手掌无法落地，可以握住自己的小腿。

练习效果

下腰动作，有利于舒展腰部肌肉，缓解腰肌劳损；手臂成一字型，有利于舒筋活络，帮助增强手臂力量。

右脚（另一人则为相对方向）向右迈出一大步，脚趾向右，左脚内扣45°；双手侧伸展，左手下落，放在左脚前方，右手上举。

燕展翅式

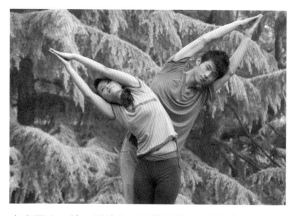

练习小叮咛

练习时，夫妻两人都应该保持腰部的挺直，不可弯曲。

练习效果

腰部左右下弯，有利于锻炼腰部肌肉，缓解腰痛、腰酸等不适。

夫妻两人一前一后站立，双脚并拢，双臂上举，双手合十，两人分别向左右两个方向弯曲45°。

朝拜式

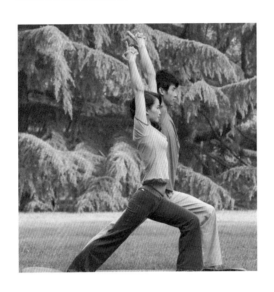

练习小叮咛

练习时，夫妻两人的动作应保持一致，呼吸应调整均匀。

练习效果

有利于集中注意力，稳定情绪，促进睡眠。

夫妻两人一前一后站立，双腿呈弓步，面向一侧，双臂举高，双眼目视前方。

后弯式

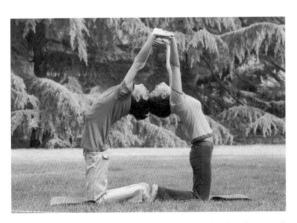

夫妻两人背对背跪坐在地上，同时向后弯曲腰部，双手在上方相交。

练习小叮咛

夫妻的双手要拉近，以免对方摔伤；双方尽量向后弯腰，但也不要勉强。

练习效果

双方的头部向后仰，有利于促进血液倒流至大脑，可缓解头痛症状。

莲花坐式

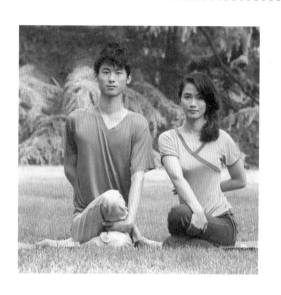

练习小叮咛

这个姿势比较简单,关键是要调匀呼吸。

练习效果

帮助夫妻两人集中注意力,促进双方的睡眠。

夫妻两人排排坐,双腿弯曲,外侧腿均绕过内侧大腿,内侧手均放在大腿前,外侧手均从背后绕过去,两人均类似"莲花坐"。

传授式

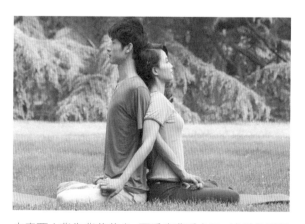

练习小叮咛

练习过程中,腰背始终挺直,目视前方。

练习效果

有助于放松全身心,消除疲劳,缓解压力,舒缓心情。

夫妻两人背靠背莲花坐,两手在背后交叉,然后分别握住对方的脚。

脊柱扭转式

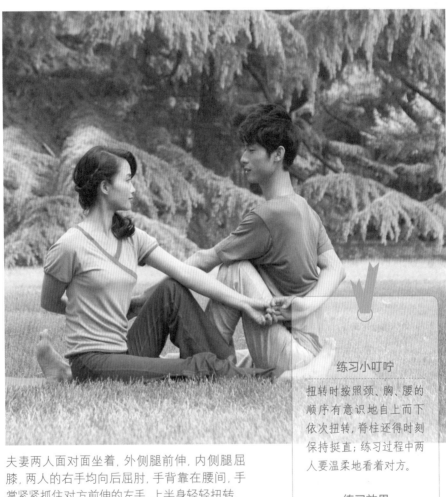

夫妻两人面对面坐着，外侧腿前伸，内侧腿屈膝，两人的右手均向后屈肘，手背靠在腰间，手掌紧紧抓住对方前伸的左手，上半身轻轻扭转。

练习小叮咛

扭转时按照颈、胸、腰的顺序有意识地自上而下依次扭转，脊柱还得时刻保持挺直；练习过程中两人要温柔地看着对方。

练习效果

这个动作有利于消除肩、颈的瘀血，使脊柱变得更柔软，对背痛和腰痛均有显著的改善作用。

Part 9

随时随地
练瑜伽

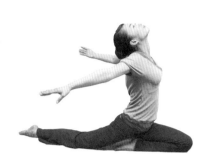

　　作为家庭主妇中的一员，尤其是职场主妇，上班时间忙工作，下班时间忙家务，让自己成了一头怎么也闲不下来的"小毛驴"。时间就像被粉碎机粉碎过一样，匆忙且零碎，无法整理出一段完整的时间供自己进行瑜伽练习。

　　我从来不觉得埋头苦干就是一个称职的主妇，把自己操练成黄脸婆就是爱家的表现，发福的身材、邋遢的形象会招致丈夫的嫌弃。我常在努力做家务、干工作的间隙，把零碎的时间利用起来，做一做瑜伽。

　　身边有不少小伙伴对我这样的瑜伽练习方式感觉不可思议，做家务、工作时怎么能练瑜伽呢？其实瑜伽不是多么昂贵的运动，不需要在高级会所或高档场馆专门练习；瑜伽不是多么稀奇的运动，不需要专门腾出时间来操练。我一直觉得瑜伽来源于生活，做家务活、工作时的一些简单动作，稍改良改良，那就是标准的瑜伽动作了，这也是我喜欢瑜伽的一个重要原因。

为主妇量身定制的家务瑜伽

　　女主内，男主外，一直是中国社会的自古传承，虽然现在有所不同，社会更进步，女人更有话语权了，但女人的压力反而比古时更大了，不仅要融入职场与男人争得死去活来，在职场中占有一席之地，下班后还要照顾一家老小、经营家庭。

　　孩子刚出生时，需要自己在身边照顾，不得不暂时远离职场，成为一名家庭主妇，勤勤恳恳地做家务活。初为主妇那两年，虽说是心甘情愿地要退居二线，但在内心深处隐隐地总有那么一些委屈与不甘，若丈夫稍微表现出一些不耐烦或皱一下眉头，就会勾起那些隐藏的委屈与不甘，往往会借机与丈夫吵架，以发泄自己的不满，每天这样洗洗刷刷、擦擦抹抹，感到枯燥乏味没意思。丈夫对此很无奈，又无力改变现状，吵完闹完我还是必须做这些家务事，反而让丈夫不爱回家了。

　　我知道，这些都是我自己的心理问题，必须靠我自己来纾解、释怀和调整，首先我应该认识到主内真不是件简单的事儿，要安排的事儿很多，要做的活儿一堆，我完全可以像工作一样做好计划、充满热情啊，看着一家人幸福地在一起，问一问自己这难道不是最值得用心去做的工作吗？况且，这份工作还可以自主安排时间，完全可以给自己安排点业余时间学点喜欢的东西、看点喜欢的东西、想点感兴趣的事物，这样就不会失去自我，失去生活的热情了。

　　于是，为了孩子更好地成长，我每天都要跟孩子一起玩耍、学习育儿知识，为了一家人的健康，我开始学习制作营养美味的料理，给孩子手工制作小衣服、小玩具，并制定出边做家务边练瑜伽的小动作。看着孩子一天天地健康成长，丈夫天天早早回家，每次都吃得心满意足，自己的身材也恢复到了孕前的窈窕曲线状态时，我感觉自己就像幸福的花儿一样怒放！

　　即便现在我重返职场已多年，这样的生活方式我仍在坚持，尤其是边做家务边练瑜伽的习惯，更不曾想过舍弃。

拖地，双脚左右跨

拖地，再平常不过的家务活，就算我没当家庭主妇那时，朝九晚五上下班，偶然也要扫扫地、拖拖地。这来回拖地，脚上的工夫可了不得，左右跨来跨去，像足了瑜伽动作。

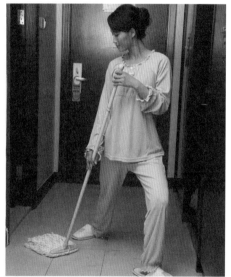

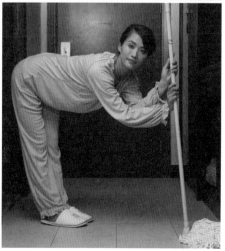

练习小叮咛

步骤1，拖把移动与双脚左右跨的节奏要一致，别手忙脚乱的。步骤2，背部不可拱起，要绷直。

练习效果

步骤1充分舒展了大腿肌肉，有利于美化腿部线条。步骤2充分刺激到腰部、背部、上肢，有利于修饰上身线条，改善老虎背、水桶腰、蝴蝶袖等身材缺陷。

1 自然站立，双脚分开与肩同宽，将拖把置于身体中央，当左脚往旁边跨时，拖把随着移动，回到双脚与肩同宽后，右脚再往另一边移动。

2 拖地时，也可以双手握住拖把，身体向前屈至90°，双手伸直，腰部用力收紧，向左右摆动拖把。

擦家具，左右扭腰

　　每周或者每个月给家进行一次大扫除，少不了给家具擦擦灰尘。如果一手一块抹布，手抬高，脚移动，腰扭动，脊柱得以伸展，这和瑜伽动作简直是一个模子刻出来的。

练习小叮咛

双手在移动的过程中可以始终保持伸直状态，也可以弯曲手肘。

练习效果

背部、手臂都得到了充分的伸展，有利于缓解背痛、肩关节疼痛等不适；腰扭来扭去，强壮了腰肌，缓解了腰部酸痛。

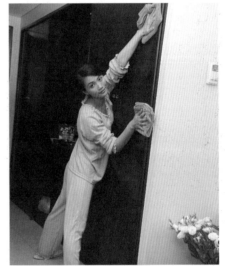

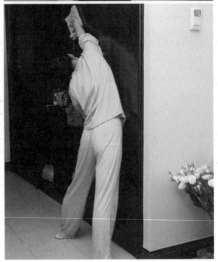

1 站立，两脚分开，略比肩宽，两手各拿一块抹布，向上伸直，头正直、微低。双手从正中滑向右侧，腰也稍稍向右扭动，同时头转向右侧，双脚保持不动。

2 双手从右侧滑向左侧，头与腰也跟着扭向左侧，双脚仍然不动。

日常生活中的主妇居家瑜伽

刷牙、洗澡、看电视、看书、打电话，做这些事情的时候，完全能够做一做瑜伽练习，让自己在琐碎的日常生活中找到瑜伽的趣味。

刷牙，伸展脚后侧

甭管你是早晨刷一次牙，还是早晚各刷一次牙，牙齿健康白又壮的同时，也别忘记活动一下筋骨。如果是早晨，可以唤醒还在沉睡的全身细胞，如果是在晚上，可以松弛一天疲惫且僵硬的身体，可谓一举多得。

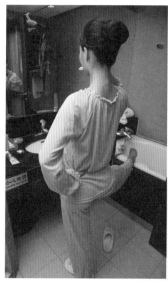
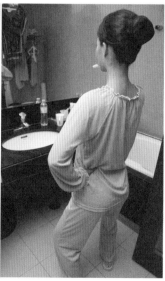

1 刷牙时，左腿站直，右腿则抬起并伸直，放在墙上或稍高一些的洗手台上，保持2分钟左右，同时刷牙。

2 放下抬起的脚，然后双腿同时屈膝，做类似"蹲马步"状，同时刷牙。

练习小叮咛

做步骤1时，若是腿抬不了那么高或者抬起来有些吃力，另一条腿可以稍微弯曲一些。做步骤2时，左手可以自然下垂放置，也可以叉腰。做步骤2时，蹲马步的幅度可自行调节。

练习效果

可按摩腹部及盆腔器官，增强消化功能，改善便秘，消除腹部赘肉；也可灵活双腿，修饰腿部线条；还有利于增强平衡力。

189

泡澡，瘦身减肥操

　　游泳虽然减肥效果很好，但当全身赘肉一大坨时，去人多的游泳池难免有点伤自尊，不如在家泡个热水澡，然后加上简单的小运动，这水里的浮力与水压同样会让你的耗能加倍。当然，这比不上游泳的减肥效果，但也是不错的居家减肥方法，我在产后瘦身可是经常使用的哦！

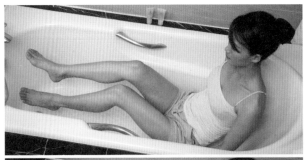

1 小腿操：坐在浴缸里，屈膝，两腿稍抬高，然后左右摆动小腿，充分感受水压的力量。

2 脚底按摩：坐在浴缸里，双脚底部抵住浴缸壁，然后前后用力挤压，以此按摩脚底穴位。

3 挤压腰部：坐在浴缸里，两腿屈膝，双手扶在浴缸两侧，腰部靠在浴缸壁上，然后左右用力摩擦，并前后挤压腰部。

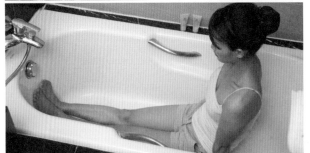

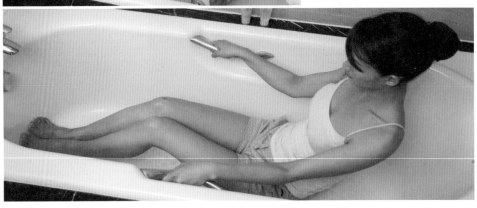

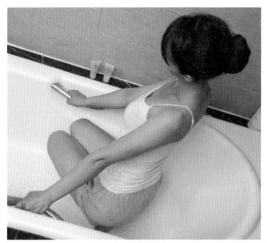

4 **腰部摆动：**蹲在浴缸里，双手扶着浴缸两侧，两腿屈膝，踮起脚尖，身体左右摆动，并左右摆动腰部。

5 **起大腿：**坐在浴缸里，双手扶着浴缸两侧，两腿伸直，然后上下轮流抬起双腿。

6 **胳膊操：**跪在在浴缸里，双手扶着浴缸两侧，胳膊用力伸直，支撑起上身，抬起身上。

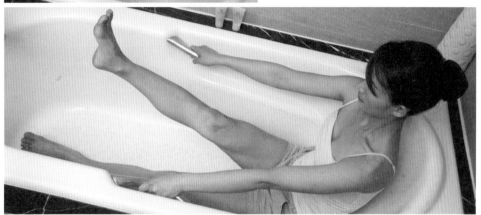

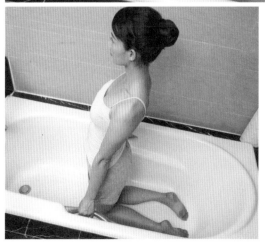

练习效果

腿部、腰部、胳膊都得到了极大的锻炼，体力消耗多，能耗大，脂肪燃烧加速，蝴蝶袖、水桶腰、大象腿等都会得以改善，整个人会变瘦、变健康。

看电视，从头到脚更"动"人

大部分女人都爱看电视剧，尤其是韩剧，看起电视来，哪怕一天一夜，都不会觉得累。既然那么爱看电视，那就边看电视边做瑜伽运动，一点不会耽误看电视，还可以防止久坐带来的各种"电视病"，更可以让你又娱乐又从头瘦到脚，美丽不减分，每一寸肌肤都"动"人。

骑士虚坐式

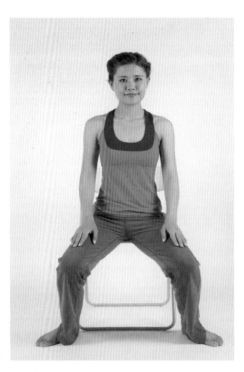

1 端坐在椅子上，双腿左右分开放在椅子两侧边沿，腰背挺直，脖颈伸直，即从头到尾骨都要保持非常挺直。

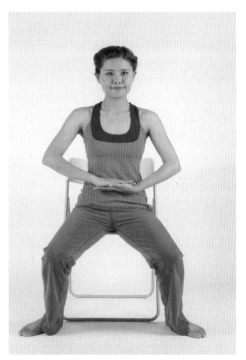

2 上手掌心贴于下手掌面上，使双手上下重叠，将双手慢慢抬至胸前，注意要挺胸立腰，收紧下颌。

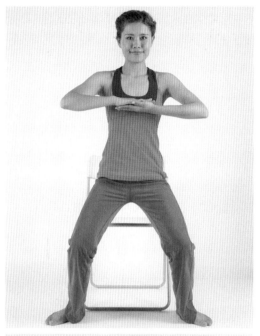

3 在抬高双手的同时，随之抬高臀部离开椅子10厘米，呈马步蹲式，注意要屈膝下腰，颈、背部尽量伸直，呼气，保持15~30秒。可重复做10次。

4 可在相重叠的手背上放上一块瑜伽砖，或者其他有一定重量的重物，能增强瘦臂，塑造手部线条的效果。

练习小叮咛

将注意力集中在腰腹上；如果能够将呼吸与功法相互配合好，效果会更好；双脚要站稳。在练习过程中容易出现身体前倾的错误姿势，一定要避免这种情况的发生，否则会影响练习效果。

练习效果

可以提高脊柱和腰部的活力，改善长期伏案所致的腰背酸痛以及纠正脊柱弯曲，同时还能增强胃肠功能，消除便秘所致的腹部肥胖。另外，还能修饰手臂和腿部线条，消除蝴蝶袖和大象腿。

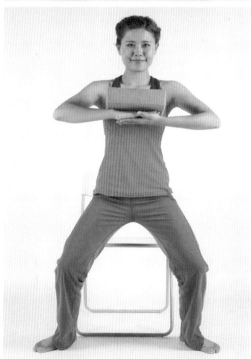

办公室瑜伽——轻松解救"白骨精"

现代生活的压力很大，家里的开销也高得离谱，尤其是有了孩子之后，花费更是高得离奇。即使小夫妻全都上班，也常被压得直不起腰来。如果妻子做全职家庭主妇，整个重担就会全部压在丈夫一个人的身上，丈夫的辛苦更是难以想象。

我是在豆豆三周岁送入幼儿园后就开始回归职场了，这样做一是为了让孩子及早融入集体生活，多交一些朋友，开拓交际能力，幼儿园多多少少还有相应的课程开发孩子的潜力；其次，为了减轻丈夫的负担，因为我发现随着丈夫工作上的压力越来越大，他的心情也常起伏不定，尽管他并没有抱怨，也没有对任何人发火，但作为妻子能感受到他极力压制的情绪波动，这让我有些担心他的心理健康问题；再者孩子也越来越大了，仍然一刻离不开我，我走到哪儿她跟到哪儿，我很担心她以后缺少自己的意识与主张，没有自己的交际圈，胆小、懦弱，于是我狠下心送孩子上了幼儿园。

回归职场尽管忙碌了很多，但也感觉非常踏实和充实，不过练习瑜伽的时间没那么充裕与自由了。由于我的工作是长时间地坐在办公桌前，没几个月我就坐出了小肚腩，这也是很多职场小伙伴最常遇到的困扰。与同事、朋友聚在一起时，最常讨论的话题就是：怎样既能安心工作，又能拥有窈窕身材？

我的答案是：办公室瑜伽！

在我的小肚腩小荷才露尖尖角的时候，我就拟定了《办公室瑜伽练习计划》，在工作间隙做一做，不但抑制了小肚腩向游泳圈发展的趋势，而且就连长出的小肚腩也慢慢地消失了。

经过一段时间的练习，我觉得效果还是挺不错的，介绍给正为小肚腩、水桶腰、大肥臀、大象腿烦恼的小伙伴们，要想取得效果，必须坚持练习，至少坚持一个月，方能见效果，如果三天打鱼两天晒网，那我还是建议大家别折腾了，带着一身肥肉自己过日子吧！

坐式瑜伽操

在办公室忙忙碌碌一整天，因为久坐，多半女人的背部、腰部都会酸痛，因为缺乏运动，也会因此而身材走样，加上岁月的追赶，"徐娘半老""黄脸婆"恐怕是最伤女人心的称呼吧！瑜伽是多元化的，站着可以做瑜伽，坐着同样可以做瑜伽，哪怕是躺着都可以做瑜伽。坐式瑜伽，非常适合办公室一族练习的。

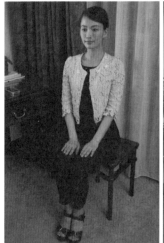 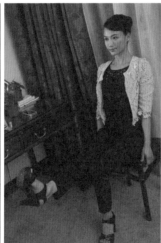 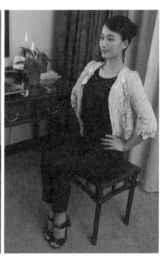

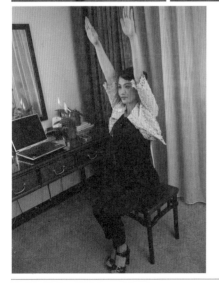

1 每天坐在办公室里，保证做到以下几点：坐椅子的1/3、挺胸、收腹、背部和椅背保持平行。

2 坐在椅子上，上半身挺直，左脚踮起脚尖，右脚慢慢抬至与地面平行，勾起脚尖。左右脚交替练习。

3 坐在椅子上，腰背挺直，肩膀下压，收紧腹部，双手叉腰，双脚脚尖点地，在离地上抬一小段距离，至腰背部感觉酸胀即可让脚尖触地。

4 端坐在椅子上，双脚脚掌着地，吸气时双手向上高举，吐气时双手放下。

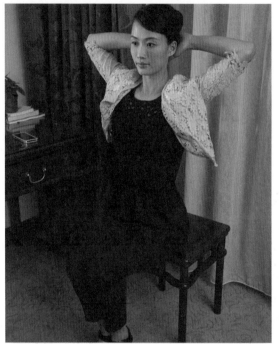

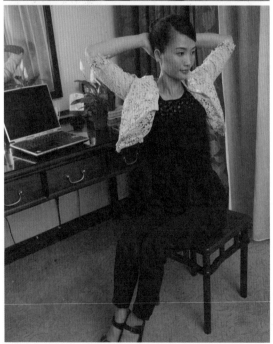

练习小叮咛

端坐时，臀部最好落在椅子的1/3处；练习过程中腰背要挺直，肩膀要绷直，不可弓背、塌肩等；练习过程中若是能搭配腹式呼吸，效果会更明显。

练习效果

步骤1有利于消除腹部小赘肉；步骤2有利于纤细双腿；步骤3有利于瘦腰美臀；步骤4有利于美化肩背部线条；步骤5有利于消除腰部的赘肉。

5 端坐在椅子上，双手十指相扣，屈肘，置于头部后方，充分展开两手臂，然后轻轻地扭动腰部，先向左后向右扭动。

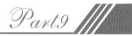
工作动作式瑜伽

　　每天的工作都是千篇一律的，像是流水线上的工人，做多做久了，熟练的工作也会觉得枯燥乏味，于是我就将工作时的一转身、一扭头、一低头、一弯腰等简单常见的动作融合到瑜伽中，这不仅让工作变得有趣，连工作热情都高涨了，还让身体得到了锻炼。

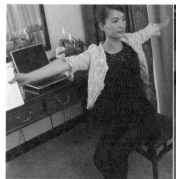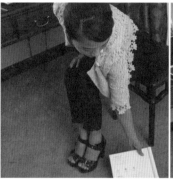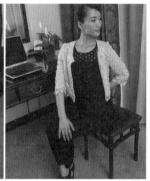

1 转身拿东西时：端坐，坐在椅子的1/3处，腰背挺直，腹部收紧，双脚并拢，左手向胸前伸展，右手拿着资料并往后伸直，与肩同高，两手臂保持在一条水平线上。然后前后左右换手臂运动。

2 坐着捡东西时：端坐，坐在椅子的1/3处，腰背挺直，腹部收紧，双脚并拢，不要耸肩；上身前屈，侧弯腰，一手捡起地面的东西即可。然后换边捡东西。

3 旁边同事叫你时：端坐，坐在椅子的1/3处，腰背挺直，腹部收紧，双脚交叉，不要耸肩；右手轻轻搭在左腿膝盖上，左手轻轻地扶在腰背后，上半身、头慢慢地转向叫你的同事一侧。如果觉得有点别扭，你也可以将两手轻轻地放在两大腿上，上半身、头转向同事那一侧。

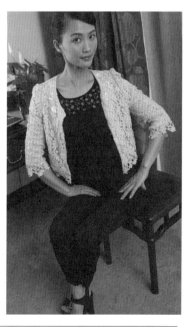

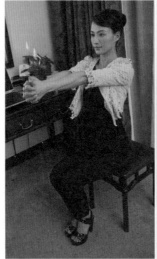
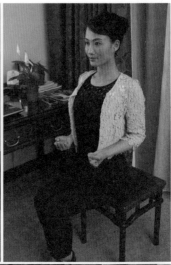

练习小叮咛

练习过程中，动作幅度要和缓，否则容易损伤关节；练习时若能配合腹式呼吸，锻炼效果会加倍。

练习效果

步骤1有利于瘦手臂，消除蝴蝶袖；步骤2有利于瘦腰纤腿，帮助美化身体曲线；步骤3有利于缓解腰背疼痛，消除疲劳；步骤4有利于活动手指、手臂，醒脑提神；步骤5有利于振奋精神、活动筋骨。

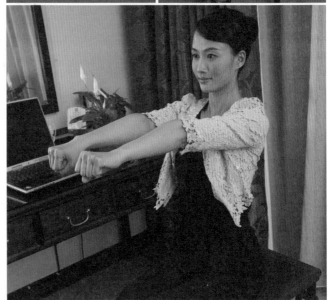

4 准备拿笔写字时： 端坐，坐在椅子的1/3处，腰背挺直，腹部收紧，双脚并拢，不要耸肩，双手相握、握拳、向前伸直，用力拉伸双手。

5 工作量大，鼓励自己时： 端坐，坐在椅子的1/3处，腰背挺直，腹部收紧，双脚并拢，不要耸肩，双手握拳，置于同侧腰前；然后用力向前伸展双手臂。